Jelinek, Metakognitives Training bei Depression (D-MKT)
Mit diesem Buch erhalten Sie den Download-Code für die
PDF-Version dieses Buches.

So laden Sie Ihr E-Book inside herunter:

1. Öffnen Sie die Website: http://www.beltz.de/ebookinside
2. Geben Sie den untenstehenden Download-Code ein
   und füllen Sie das Formular aus.
3. Nach Abschicken des Formulars erhalten Sie Ihren
   Download-Link per E-Mail.
4. Beachten Sie bitte, dass der Code nur einmal gültig ist.
   Bitte speichern Sie die Datei auf Ihrem Computer.

Download-Code

Z948X-J4VDT-C4UDS

Jelinek • Hauschildt • Moritz

Metakognitives Training bei Depression (D-MKT)

Lena Jelinek • Marit Hauschildt • Steffen Moritz

Metakognitives Training bei Depression (D-MKT)

Mit E-Book-inside und Trainingsmaterial

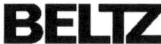

Anschriften der Autoren:
PD Dr. Lena Jelinek
Universitätsklinikum Hamburg-Eppendorf
Klinik für Psychiatrie und Psychotherapie
Martinistr. 52
Haus W 37, Neubau
20246 Hamburg
E-Mail: l.jelinek@uke.de

Dr. Marit Hauschildt
Universitätsklinikum Hamburg-Eppendorf
Klinik für Psychiatrie und Psychotherapie
Martinistr. 52
Haus W 37, Neubau
20246 Hamburg
E-Mail: m.hauschildt@uke.de

Prof. Dr. Steffen Moritz
Universitätsklinikum Hamburg-Eppendorf
Klinik für Psychiatrie und Psychotherapie
Martinistr. 52
Haus W 37, Neubau
20246 Hamburg
E-Mail: moritz@uke.de

Das Werk und seine Teile sind urheberrechtlich geschützt. Jede Nutzung in anderen als den gesetzlich zugelassenen Fällen bedarf der vorherigen schriftlichen Einwilligung des Verlages. Hinweis zu § 52 a UrhG: Weder das Werk noch seine Teile dürfen ohne eine solche Einwilligung eingescannt und in ein Netzwerk eingestellt werden. Dies gilt auch für Intranets von Schulen und sonstigen Bildungseinrichtungen.

Haftungshinweis: Trotz sorgfältiger inhaltlicher Kontrolle übernehmen wir keine Haftung für die Inhalte externer Links. Für den Inhalt der verlinkten Seiten sind ausschließlich deren Betreiber verantwortlich.

1. Auflage 2015

© Beltz Verlag, Weinheim, Basel 2015
Programm PVU Psychologie Verlags Union
http://www.beltz.de

Lektorat: Claudia Silbereisen
Herstellung: Sonja Frank
Illustrationen: Ximena Del Villar-Derpsch, Lisa Schilling
Reihengestaltung: Federico Luci, Odenthal
Umschlagbild: © alphaspirit/fotolia.com
Satz und Bindung: Beltz Bad Langensalza GmbH, Bad Langensalza
Druck: Beltz Bad Langensalza GmbH, Bad Langensalza

Printed in Germany

ISBN 978-3-621-28197-3

Inhaltsübersicht

Vorwort		9
1	Einleitung	11
2	Indikation und allgemeine Durchführungshinweise	26
3	Durchführung des Gruppentrainings	34
4	Einsatz der D-MKT-Materialien in Einzeltherapien	90

Anhang   101

Teilnehmerinformationsblatt	103
Gruppenregeln	111
Nachbereitungsbögen	112
Literaturverzeichnis	175
Hinweise zum Trainingsmaterial	182
Bildnachweis	183
Sachwortverzeichnis	185

Inhalt

Vorwort		9
1	**Einleitung**	**11**
1.1	Depression	11
1.2	Behandlung von Depression und Hintergrund für die Entwicklung des D-MKTs	12
1.3	Depression und Denkverzerrungen	14
1.3.1	Klassische Denkverzerrungen bei Depression laut kognitiver Verhaltenstherapie	15
1.3.2	Weitere Denkverzerrungen	17
1.4	Metakognition: in aller Munde – aber was ist das denn überhaupt?	19
1.5	Brauchen wir ein (meta)kognitives Training für Patienten mit Depression?	20
1.6	Überblick über die Inhalte des D-MKTs	22
1.7	Wirksamkeitsnachweise für das D-MKT	23
2	**Indikation und allgemeine Durchführungshinweise**	**26**
2.1	Indikation	26
2.2	Hinweise zur Durchführung des Gruppentrainings	27
2.2.1	Allgemeine Tipps	27
2.2.2	Hinweise zu den Materialien	29
2.2.3	Wiederkehrende Trainingselemente	32
3	**Durchführung des Gruppentrainings**	**34**
3.1	Genereller Ablauf der Sitzungen	34
3.2	Modul 1: Denken und Schlussfolgern 1	38
3.3	Modul 2: Gedächtnis	43
3.4	Modul 3: Denken und Schlussfolgern 2	51
3.5	Modul 4: Selbstwert	57
3.6	Modul 5: Denken und Schlussfolgern 3	64
3.7	Modul 6: Verhaltensweisen und Strategien	71
3.8	Modul 7: Denken und Schlussfolgern 4	78
3.9	Modul 8: Wahrnehmen von Gefühlen	84
4	**Einsatz der D-MKT-Materialien in Einzeltherapien**	**90**
4.1	Allgemein	90
4.2	Einsatz in der kognitiv-behavioral orientierten Einzeltherapie	90

4.3	Diagnostische Instrumente		97
4.4	Allgemeine praktische Hinweise für die Umsetzung im Einzelsetting		99

Anhang 101
Teilnehmerinformationsblatt 103
Gruppenregeln 111
Nachbereitungsbögen 112
    NB 1 Modul 1 – Denken und Schlussfolgern 1 112
    NB 2 Modul 2 – Gedächtnis 120
    NB 3 Modul 3 – Denken und Schlussfolgern 2 127
    NB 4 Modul 4 – Selbstwert 136
    NB 5 Modul 5 – Denken und Schlussfolgern 3 146
    NB 6 Modul 6 – Verhaltensweisen und Strategien 157
    NB 7 Modul 7 – Denken und Schlussfolgern 4 163
    NB 8 Modul 8 – Wahrnehmen von Gefühlen 170
Literaturverzeichnis 175
Hinweise zum Trainingsmaterial 182
Bildnachweis 183
Sachwortverzeichnis 185

Vorwort

In Deutschland leiden nach Angaben der Stiftung Deutsche Depressionshilfe derzeit ungefähr vier Millionen Menschen an einer behandlungsbedürftigen Depression. Eine Depression tritt häufig früh und wiederkehrend auf und ist laut der Weltgesundheitsorganisation (WHO) weltweit die führende Ursache für Behinderungen. Der Begriff Behinderung bezieht sich dabei unter anderem auf Beeinträchtigungen in der Verrichtung von Tätigkeiten sowie der gesellschaftlichen Teilhabe (beispielsweise Probleme sich selbst zu versorgen, Verlust an sozialen Kontakten, Arbeitslosigkeit). Depression wird daher zu Recht auch als Volkskrankheit bezeichnet. Trotz vorliegender psychotherapeutischer und pharmakologischer Interventionen, besteht eine gravierende Versorgungslücke für Menschen mit depressiven Störungen. Viele Betroffene leiden im Stillen und suchen sich keine therapeutische Hilfe. Aber auch jene, die sich – oft erst nach Jahren – an einen Behandler wenden, erhalten in vielen Fällen keine leitliniengerechte Behandlung oder müssen auf diese monatelang warten. Vor allem Angebote mit niedriger Zugangsschwelle wie Gruppentherapien sind rar.

Mit der Entwicklung des vorliegenden Metakognitiven Trainings bei Depression (D-MKT) streben wir an, diese Behandlungslücke zu verringern. Das D-MKT ist ein standardisiertes und niedrigschwelliges Gruppenbehandlungsprogramm, welches bewährte Techniken der kognitiven Verhaltenstherapie mit neuen metakognitiven Methoden verbindet und auf diese Weise Betroffenen einen leichten und schnellen Zugang zu psychotherapeutischer Behandlung ermöglichen kann. Ursprung des Trainings ist das Metakognitive Training bei schizophrenen Patienten (MKT), welches in unserer Arbeitsgruppe Klinische Neuropsychologie der Klinik und Poliklinik für Psychiatrie und Psychotherapie des Universitätsklinikums Hamburg-Eppendorf (UKE) entwickelt wurde (www.uke.de/mct). In dessen Tradition liegt der Fokus des D-MKTs auf sogenannten »Denkverzerrungen«, die den Betroffenen häufig nicht bewusst sind, denen aber eine entscheidende Rolle in der Entstehung und Aufrechterhaltung der depressiven Erkrankung zugeschrieben wird. Im Training werden diese Denkverzerrungen gezielt thematisiert und erfahrbar gemacht. Wir beabsichtigen über einen entpathologisierenden und entstigmatisierenden Umgang mit dem Thema Depression, Betroffene zum »Denken über das Denken« (= Metakognition) anzuregen sowie den Austausch untereinander zu fördern. Auf diesem Weg streben wir an, Veränderung zu ermöglichen und die depressive Symptomatik zu verringern. Die Ergebnisse zweier Studien (Machbarkeitsstudie und randomisiert-kontrollierte Studie) liefern entsprechend stützende Befunde (Abschn. 1.7). Gewisse Überschneidungen hat das Konzept auch mit dem myMCT für Zwangsstörungen, welches ebenfalls von unserer Arbeitsgruppe stammt.

Das vorliegende Manual richtet sich an Personen aus dem Gesundheitssystem, die mit depressiven Menschen arbeiten (Psychologen, Psychologische oder Ärztliche Psychotherapeuten, Ergotherapeuten, Pflegepersonal) und das D-MKT im Einzel-

oder Gruppensetting einsetzten möchten (zur besseren Lesbarkeit wird im gesamten Text einheitlich für beide Geschlechter die männliche Form verwendet). Das Training per se besteht aus den im Online-Material bereitgestellten Präsentationen (Folien) der insgesamt acht D-MKT-Module sowie den dazugehörigen Begleitmaterialien (wie Teilnehmerinformationsblatt, Gruppenregeln, Nachbereitungsbögen). Das Begleitmaterial ist zusätzlich im Anhang abgedruckt. Die konkreten Hinweise zur Trainingsdurchführung und Handhabung der Materialien werden im vorliegenden Manual ausgeführt. Sie basieren auf den Erfahrungen, die wir bei der Durchführung über die letzten fünf Jahre im Rahmen ambulanter, teilstationärer sowie stationärer Gruppen und zweier Interventionsstudien gewonnen haben.

In Kapitel 1 werden zunächst allgemeine Hintergrundinformationen zu Depression und deren Behandlungen zusammengefasst. Einen besonderen Schwerpunkt haben wir auf die Darstellung der mit Depression verbundenen Denkverzerrungen gelegt, da diese für das Trainingskonzept zentral sind. Das Kernstück stellen die Anleitungen und Empfehlungen zur konkreten Durchführung des Gruppentrainings mit Hilfe der Online-Materialen (Folien) dar. Hier stellen wir allgemeine (Kap. 2) und modulspezifische (Kap. 3) Inhalte und Durchführungshinweise detailliert dar. Abschließend geben wir einige Hinweise zum Einsatz der Materialien in der Einzeltherapie (Kap. 4). Wir wünschen Ihnen viel Erfolg und nicht zuletzt auch Spaß bei der Durchführung des Trainings!

Obwohl Irren bekanntlich menschlich ist – und eine größere Toleranz im Umgang mit Fehlern eine Grundhaltung des MKTs darstellt, die wir auch unseren Teilnehmern im D-MKT vermitteln – freuen wir uns sehr über Ihre Kommentare und mögliche Verbesserungsvorschläge zum vorliegenden Manual, um diese in einer hoffentlich nächsten Auflage umzusetzen.

Dieses Buch wäre ohne die Unterstützung, die Inspiration und den Zuspruch vieler Menschen nicht möglich gewesen. Unser herzlicher Dank gebührt allen voran unseren Patienten. Die vielfältigen Rückmeldungen, die wir von den Trainingsteilnehmern erhalten haben, haben so manch gut gemeinte – aber wenig praktikable – Übung verbessert. Besonderer Dank gilt Christan Otte, der 2009 einen wichtigen Anstoß zur Entwicklung des Trainings gab. Außerdem möchten wir uns bei unseren Kolleginnen und Kollegen der AG Klinische Neuropsychologie am Universitätsklinikum Hamburg-Eppendorf bedanken, die zu der Erstellung des Manuals beigetragen haben, u. a. Martina Fieker, Maike Hartmann, Birgit Hottenrott und Charlotte Wittekind. Auch für die Rückmeldungen von Kolleginnen und Kollegen sind wir äußerst dankbar und möchten uns stellvertretend für viele andere bei Florentine Larbig und Sandra Leh-Seal bedanken. Für die gute Zusammenarbeit im Beltz Verlag danken wir Antje Raden, Andrea Schrameyer und Claudia Silbereisen. Unseren Partnern, Familien und Freunden danken wir für die Unterstützung, den Rückhalt und den fortwährenden Zuspruch.

Hamburg, im Herbst 2014
Lena Jelinek, Marit Hauschildt, Steffen Moritz

1 Einleitung

1.1 Depression

Mit einer Lebenszeitprävalenz von ca. 12-15 Prozent und einer 1-Jahresprävalenz von 3-9 Prozent gehören unipolare Depressionen zu den weltweit häufigsten psychischen Erkrankungen (Busch et al., 2013; Kessler et al., 2012; Moussavi et al., 2007; Wittchen et al., 2011). Unter die unipolaren Depressionen fallen nach der Internationalen Klassifikation psychischer Störungen (ICD-10) die »einzelne depressive Episode« (F32), die »rezidivierende depressive Störung« (F33) sowie die »anhaltende affektive Störung« (F34). Die Leitsymptome sind Niedergeschlagenheit und/oder ein deutlicher Interessens- oder Freudeverlust. Zu den weiteren psychischen und vegetativen Symptomen gehören ein Appetit- bzw. Gewichtsverlust, Schlafstörungen, psychomotorische Verlangsamung oder Agitiertheit, Energielosigkeit, Schuldgefühle oder Gefühle der Wertlosigkeit, Konzentrations- oder Entscheidungsschwierigkeiten sowie Suizidgedanken (Weltgesundheitsorganisation, 2000). Depressionen treten überwiegend erstmalig im dritten Lebensjahrzehnt auf, spätere Erstmanifestationen sind seltener (Berger et al., 2012).

Die beschriebene depressive Symptomatik geht nicht nur mit einer reduzierten Lebensqualität (ten Doesschate et al., 2010) und einem starken Leidensdruck für Betroffene und Angehörige einher, sondern ebenfalls mit einer erheblichen volkswirtschaftlichen Belastung. Die Krankschreibungen depressiv erkrankter Arbeitnehmer betragen durchschnittlich 35-50 Tage pro Jahr (Bundespsychotherapeutenkammer, 2010a). Entsprechend eines Gutachtens des Rheinisch-Westfälischen Instituts für Wirtschaftsforschung e. V. (RWI) belaufen sich die Gesamtkosten (direkte Behandlungs- und indirekte Kosten, zum Beispiel aufgrund von Erwerbsunfähigkeit) auf einen Betrag zwischen 15,5 und 22 Milliarden Euro (Allianz & RWI, 2011).

Wie wir in Abschnitt 1.2 näher ausführen, erhält nur ca. die Hälfte der Betroffenen eine Therapie (Kohn et al., 2004; Torres-González, 2009). Neue Behandlungskonzepte sind daher notwendig, um diejenigen psychotherapeutisch zu erreichen, die durch bestehende Angebote bisher gar nicht, unzureichend (z. B. Termine beim Facharzt, bei denen sich Behandlung und Gespräche fast ausschließlich der Pharmakotherapie widmen, obwohl anders vom Patienten präferiert) oder (zu) spät versorgt werden. Dabei ist das Ziel, die erhebliche Behandlungslücke zu schließen.

1.2 Behandlung von Depression und Hintergrund für die Entwicklung des D-MKTs

Depressionen können erfolgreich mit psychotherapeutischen und/oder pharmakologischen Maßnahmen behandelt werden. Dabei empfiehlt die Deutsche Gesellschaft für Psychiatrie, Psychotherapie und Nervenheilkunde (DGPPN) in ihrer Leitlinie zur Behandlung von Depression (DGPPN, 2009) bei leichten bis mittelschweren Depressionen eine Psychotherapie. Bei einer akut mittelschweren Erkrankung wird empfohlen, eine medikamentöse Behandlung in Form eines Antidepressivums in Erwägung zu ziehen. Zur Behandlung von Patienten, die an einer akut schweren Depression und/oder einem chronischen Krankheitsverlauf leiden, wird eine Kombinationsbehandlung aus Psychopharmako- und Psychotherapie angeraten. Generell ist die Behandlungspräferenz des Patienten zu berücksichtigen (partizipative Entscheidungsfindung). Erwähnt sei, dass im Jahr 2008 eine kontroverse Debatte über den Nutzen von Antidepressiva durch eine Meta-Analyse von Kirsch und Kollegen aufgeworfen wurde (Kirsch et al., 2008), welche zu dem umstrittenen Schluss kam, dass die Wirkung von Antidepressiva auf schwere Formen der Störung beschränkt ist (für eine gut verständliche Einführung in die pharmakologische Behandlung von Depression vgl. Benkert et al., 2012).

Die meistverbreiteten und zudem evidenzbasierten Psychotherapieverfahren zur Behandlung von Depression sind die Kognitive Verhaltenstherapie (KVT) sowie die interpersonelle Psychotherapie (für eine Meta-Analyse s. Jakobsen et al., 2012). Auch neuere Methoden wie die Akzeptanz- und Commitmenttherapie (ACT; Eifert, 2011), Achtsamkeitsbasierte Kognitive Therapie (MBCT; Segal et al., 2008) und die Metakognitive Therapie von Adrian Wells (MCT, Wells, 2011) gewinnen an Bedeutung und werden teilweise in das theoretische Gerüst der KVT integriert (die sog. dritte Welle der Verhaltenstherapie).

Traditionell steht die Modifikation dysfunktionaler Kognitionen und Einstellungen vor allem im Vordergrund der Beck'schen kognitiv-verhaltenstherapeutischen Therapie (KVT) von Depression (Beck et al., 1979). So werden Denkverzerrungen im Rahmen einer erfolgreichen KVT-Behandlung verringert (z. B. DeRubeis et al., 1990; Furlong & Oei, 2002; Kwon & Oei, 2003). Aber auch unter anderen Therapieformen kommt es zur Reduktion dysfunktionaler Kognitionen (auch unter Pharmakotherapie, s. z. B. Quilty et al., 2008). Generell scheint eine Abnahme kognitiver Verzerrungen mit einer Verbesserung der Stimmung einherzugehen (für eine Übersicht s. Garratt et al., 2007).

Die meisten psychotherapeutischen Ansätze werden im Einzelsetting angeboten. Darüber hinausgehend werden positive Effekte für Gruppentherapien berichtet: In Gruppentherapien kommen neben ökonomischen Gesichtspunkten häufig zusätzliche, gruppenspezifische Effekte vorteilhaft zum Tragen. Beispielsweise können die Teilnehmer durch den (formellen und informellen) Austausch mit anderen Betroffenen Unterstützung erfahren, soziale Kontakte knüpfen und voneinander lernen (Bundespsychotherapeutenkammer, 2010b).

Besorgniserregend ist, dass die bestehenden Therapieverfahren nur einen Teil der Betroffenen erreichen und mit ca. 56 Prozent unbehandelter Fälle von einer erheblichen Lücke in der Grundversorgung depressiv erkrankter Patienten ausgegangen werden muss (Kohn et al., 2004; Torres-González, 2009). Laut Kohn und Kollegen (2004) gibt es demnach ca. 14 Millionen unbehandelte Menschen mit Depression in Europa bzw. ca. 20 Millionen in den USA. Daraus ergibt sich die Notwendigkeit, innovative Behandlungsansätze zu entwickeln, mit dem Ziel »die Unbehandelten zu behandeln« (Hollon et al., 2002; Moritz, Schilling et al., 2012). Dies ist von besonderer Bedeutung, da die Dauer einer unbehandelten Major Depression mit einem geringeren späteren Behandlungserfolg einherzugehen scheint (de Diego-Adelino et al., 2010), und es regelhaft zu monatelangen Wartezeiten auf einen Therapieplatz kommt (Bundespsychotherapeutenkammer, 2010b; Kobelt et al., 1998). Ein wichtiges Ziel sollte daher sein, Betroffene generell schneller und zuverlässiger an bestehende Angebote anzubinden. Dabei erscheinen neue Konzepte nötig, um vor allem die strukturellen Mängel der vorliegenden Behandlungsangebote auszugleichen. So handelt es sich bei den meisten Gruppentherapiekonzepten um »geschlossene« Gruppen, bei denen die einzelnen Sitzungen inhaltlich aufeinander aufbauen. Dies ermöglicht einerseits sicherlich eine stärkere Gruppenkohärenz sowie eine gewisse »Bearbeitungstiefe« der aufgegriffenen Themen, andererseits kann gerade Letzteres Patienten überfordern und als erster Berührungspunkt mit Psychotherapie von weiterer Behandlung abschrecken. Vor allem können Patienten aber in der Regel nur zum ersten Sitzungstermin in eine Gruppe einsteigen, wodurch sich ein Therapiestart unnötig verzögert und im Falle von Abbrüchen frei gewordene Gruppenplätze nicht neu besetzt werden können und trotz langer Wartelisten frei bleiben müssen.

Zur Ergänzung bestehender Therapieangebote fehlt es folglich an niedrigschwelligen (leicht durchführbaren und zugänglichen) Therapieangeboten, die depressive Patienten in einem ersten Schritt zügig in das Hilfe- und Versorgungsnetzwerk integrieren, Fehlannahmen und Vorurteile gegenüber der Behandlung psychischer Erkrankungen abbauen und Schamgefühle überwinden lassen. Mit dem Ziel, diese Lücke zu füllen, wurde das D-MKT entwickelt. Entwicklungsgrundlage stellt das »Metakognitive Training bei schizophrenen Patienten« (MKT, Moritz et al., 2011, 2014; Moritz & Woodward, 2007) dar. Die dort entwickelten Behandlungsstrategien sind niedrigschwellig durch spielerische Elemente und strukturelle Besonderheiten sowie den entpathologisierenden und entstigmatisierenden Umgang mit Denkverzerrungen gekennzeichnet. Sie wurden für den häufig herausfordernden Umgang mit dem psychotischen Klientel entwickelt und für die Behandlung von Depression entsprechend angepasst und verändert. Neben den psychischen Störungen Schizophrenie und Depression sind in der Tradition des MKTs auch Konzepte zur Behandlung von Borderline-Persönlichkeitsstörungen (B-MKT) (Schilling et al., 2013) und Zwangsstörungen (myMKT) (Moritz & Hauschildt, 2012) vorhanden. Alle Konzepte weisen eine gewisse Überlappung auf, was insofern unvermeidlich ist, als viele Denkverzerrungen transdiagnostisch vorkommen. Alle MKT-Angebote zielen auf die Modifikation der für die jeweilige Störung bedeutsamen und empirisch fundierten (meta)kognitiven Verzerrungen und dysfunktionalen Strategien ab. Denn obwohl die Dysfunktionalität der Denkverzerrungen scheinbar auf der Hand liegt, sind die kognitiven und neuropsychologischen Auffälligkeiten den meisten Betroffenen selbst kaum bewusst (s. z. B. Moritz et al., 2004). Insgesamt wird beabsichtigt, mit Hilfe des MKTs die Selbstwahrnehmung zu schärfen und die metakognitive Kompetenz der Patienten zu stärken (d. h. das »Denken über das Denken« zu fördern, Abschn. 1.4; s. a. Moritz, Vitzthum et al., 2010). So werden Patienten angeleitet, ihr bisheriges Problemlöseverhalten kritisch zu reflektieren, zu verändern und die Inhalte des Trainings im Alltag umzusetzen.

1.3 Depression und Denkverzerrungen

Unter kognitiven Verzerrungen (cognitive biases) werden systematische Verzerrungen der Informationsverarbeitung verstanden, die dem Betroffenen zumeist nicht voll bewusst sind. Diese Verzerrungen betreffen nicht nur die Wahrnehmung und das Gedächtnis, sondern sämtliche Denkprozesse. Denkverzerrungen sind, passend zu der lateinischen Redewendung »Errare humanum est« (»Irren ist menschlich«), nicht per se pathologisch. In bestimmten Fällen können sie das Wohlbefinden sogar steigern und aufrechterhalten (z. B. im Rahmen von selbstwertdienlichen Verzerrungen, »self-serving biases«, siehe u. a. Randjbar et al., 2011). So tendieren Menschen ohne Depression dazu, Erfolge, z. B. eine bestandene Prüfung, mit der eigenen Leistung zu begründen (»Lernstoff gut verstanden«), wohingegen Niederlagen (nicht bestandene Prüfung), eher auf andere oder die Umstände zurückgeführt werden (»Fragen waren unverständlich formuliert«). Andere Denkverzerrungen wiederum sind wenig funktional und werden mit (zum Teil spezifischen) psychischen Störungen assoziiert (für Wahn siehe z. B. Moritz, Veckenstedt et al., 2010).

Die auf den folgenden Seiten dargestellten kognitiven Verzerrungen und dysfunktionalen Einstellungen (dysfunctional beliefs or attitudes) gelten bei Depression als typisch und gesichert. Ihnen wird eine besondere Bedeutung in kognitiven Entstehungsmodellen der Störung beigemessen (vgl. z. B. Abramson et al., 1989; Beck et al., 1979). Dabei scheinen, entsprechend aktueller Langzeitstudien, Denkverzerrungen vor allem im Sinne einer kognitiven Vulnerabilität (oder Prädisposition) bei der Pathogenese depressiver Störungen eine wichtige Rolle zu spielen (für einen Überblick s. Scher et al., 2005).

Wenngleich sich die Erforschung depressiver Denkverzerrungen als fruchtbar für das Verständnis der Störungen erwiesen hat, werden unter diesem Begriff teilweise unterschiedliche, teilweise sich überlappende Vorstellungen subsumiert, was die Übersicht erschwert. So werden in kognitiv-verhaltenstherapeutischen Behandlungskonzepten Denkverzerrungen zum Teil auch als depressiogene, irrige, fehlangepasste oder dysfunktionale »Grundannahmen« oder »Schemata« oder schlicht als »systematische Denkfehler« bezeichnet (Beck et al., 2010). Heuristisch sinnvoll erscheint es, diese in der Kognitiven Verhaltenstherapie (KVT) etablierten »Denkfehler« (welche sich auf salientes, d. h. persönlich bedeutsames und störungsspezifisches Material beziehen) von den aus der neuropsychologischen Forschung hergeleiteten Denkverzerrungen (im Sinne eines übergreifenden kognitiven Stils) abzugrenzen. Im Folgenden werden die für das Metakognitive Training bei Depression (D-MKT) bedeutsamen Denkverzerrungen genauer beschrieben sowie exemplarisch empirische Belege aufgeführt. Dabei wird mit der Darstellung der relevanten kognitiven Verzerrungen bezüglich salienter Informationen (klassische Denkfehler) begonnen. In Abschnitt 1.3.2 schließt sich die Darstellung neuropsychologischer Denkverzerrungen an.

1.3.1 Klassische Denkverzerrungen bei Depression laut kognitiver Verhaltenstherapie

Bezeichnung und Anzahl der bei Depression angenommenen »Denkfehler« variieren in Abhängigkeit von Autoren, Veröffentlichungen und eingesetzten Messinstrumenten. Basierend auf den Ausführungen von Aaron Beck hat sich im deutschen Sprachraum die Unterscheidung folgender »Zehn Denkfehler« bewährt (Hautzinger, 2013, S. 151 f.):

- Alles-oder-nichts-Denken
- übertriebene Verallgemeinerungen
- geistiger Filter
- Abwehr des Positiven
- voreilige Schlussfolgerungen
- Über- und Untertreibung
- emotionale Beweisführung
- Wunschaussagen
- Etikettierungen
- Dinge persönlich nehmen

Um das D-MKT optimal mit bestehenden kognitiv-verhaltenstherapeutischen Angeboten zu verschränken und Begriffsverwirrungen zu vermeiden, haben wir uns bei der Erstellung des D-MKTs an der Nomenklatur von Martin Hautzinger orientiert. In Ergänzung zu bestehenden (Gruppen-)Konzepten wird den einzelnen Denkverzerrungen im D-MKT mehr Platz eingeräumt: In jedem Modul werden maximal zwei Denkverzerrungen eingeführt und ausführlich besprochen. Ferner wird im D-MKT aufgrund der potenziell negativen oder schuldinduzierenden Konnotation des Wortes »Fehler« der Begriff »Denkverzerrung« verwendet (Abschn. 3.1, »Eröffnung einer Sitzung«). Konkret werden die folgenden der oben aufgeführten »Zehn Denkfehler« im D-MKT in den Modulen zum »Denken und Schlussfolgern« (Module 1, 3, 5, 7) ausführlich besprochen: »übertriebene Verallgemeinerungen«, »geistiger Filter«, »Abwehr des Positiven«, »voreiliges Schlussfolgern«, »Über- und Untertreibung« und »Wunschaussagen« (in Form von »Sollte-Aussagen«). Am Rande wird auch Bezug auf das »Alles-oder-nichts-Denken« sowie auf die »emotionale Beweisführung« genommen. Die beiden Denkfehler »Etikettierungen« (d. h. sich selbst oder andere vorschnell mit einem übertrieben negativen Label versehen, z. B. »Ich Trampeltier« anstatt »Ich habe ein Glas zerbrochen«) und »Dinge persönlich nehmen« (d. h. gänzlich unbegründet meinen, für ein negatives Ereignis verantwortlich zu sein) werden in der vorliegenden D-MKT-Version aus Zeitgründen nicht separat thematisiert. Wesentliche Inhalte beider Denkverzerrungen sind aber im D-MKT enthalten (»Etikettierung« können als Unterform von »übertriebener Verallgemeinerung« betrachtet werden und »Dinge persönlich nehmen« werden im Modul zum »Attributionsstil« behandelt).

Die genaue Zuordnung der Denkverzerrungen zu den einzelnen D-MKT-Modulen ist Tabelle 1.1 zu entnehmen (Abschn. 1.3.2).

Alles-oder-nichts-Denken. Unter dieser Denkverzerrung wird die Neigung verstanden, in Schwarz-Weiß-Kategorien zu denken: Ein Anspruch ist entweder zu 100 % oder gar nicht erfüllt, ein Gesicht hübsch oder hässlich, ein Essen lecker oder ungenießbar. Es kommt zur Einteilung in Extreme, ohne Mittelmaß oder Abstufungen in Betracht zu ziehen.

Übertriebene Verallgemeinerung. Bei der übertriebenen Verallgemeinerung wird das Auftreten eines einzelnen negativen Ereignisses als Glied einer andauernden Misserfolgskette angesehen (für empirische Hinweise siehe z. B. Carver & Ganellen, 1983; Carver, 1998; Ganellen, 1988; Watkins et al., 2009). Entsprechend beschreiben Betroffene Niederlagen häufig mit generalisierenden Worten wie »immer« oder »niemals«, was wiederum eine negativ gefärbte Gesamtwahrnehmung und einen damit einhergehenden Fatalismus fördert (»Einmal Pech, immer Pech«).

Geistiger Filter. Ähnlich der Redensart »Immer nach dem Haar in der Suppe suchen« ist mit dem geistigen Filter das »Herausfiltern« einzelner negativer Details und deren ausschließliche Beachtung gemeint (Hautzinger, 2013). Menschen mit Depression scheinen in der Tat bevorzugt negative Informationen zu verarbeiten (Gotlib, Krasnoperova et al., 2004; Gotlib, Kasch et al., 2004; Nunn et al., 1997) beziehungsweise können ihre Aufmerksamkeit hiervon schlechter abwenden (für einen Überblick s. Gotlib & Joormann, 2010).

Abwehr des Positiven. Diese Denkverzerrung bezieht sich auf die depressionstypische Vernachlässigung positiver bzw. die hohe Bedeutsamkeitszumessung negativer Rückmeldung (Hautzinger, 2013). Hiermit ist gemeint, dass Betroffene Schwierigkeiten haben, z. B. Lob oder Komplimente anzunehmen, bzw. ihnen eine geringere Bedeutung beimessen als negativem Feedback wie Kritik oder Vorwürfen. Empirisch stützen Befunde einer verringerten Belohnungssensitivität (Bogdan & Pizzagalli, 2006; Eshel & Roiser, 2010), d. h. Verhalten wird weniger zuverlässig durch Verstärkung modifiziert, sowie einer verstärkten Annahme negativen Feedbacks (z. B. Cane & Gotlib, 1985) die Abwehr des Positiven bei Depression.

Voreiliges Schlussfolgern. Diese Denkverzerrung liegt vor, wenn Ereignisse negativ interpretiert werden, obwohl keine eindeutigen Fakten vorliegen, die diese (einseitig negative) Schlussfolgerung stützen (Hautzinger, 2013). Depressionstypisch ist zum einen der Versuch, vermeintliche »negative Gedanken anderer zu lesen« (bzw. »Gedankenlesen«, s. Hautzinger, 2013), d. h., anderen negative Gedanken zu unterstellen. Zum anderen wird mit der Denkverzerrung die »Zukunft voraussagen« die Erwartung, dass Dinge in jedem Fall schlecht ausgehen werden, bzw. das Vorhersagen von Katastrophen beschrieben (vgl. »falsche Vorhersagen«, Hautzinger, 2013). Stützende Befunde ergeben sich aus Studien, die eine pessimistische Zukunftssicht mit Depression assoziieren (z. B. Alloy & Ahrens, 1987; Miranda et al., 2008; Strunk & Adler, 2009; Strunk et al., 2006).

Über- und Untertreibungen. Ausmaß und Folgenschwere der eigenen Fehler und Probleme werden übertrieben. Gleichzeitig werden eigene Fähigkeiten übersehen oder bagatellisiert (Hautzinger, 2013). Passend hierzu zeigen sich Menschen mit Depression bezüglich der eigenen Leistungserwartung in Studien pessimistischer (Cane & Gotlib, 1985; Garber & Hollon, 1980). In einer weiteren Studie bewerteten Personen mit Depression gefilmte Interaktionen negativer, wenn diese auf sie persönlich (und nicht auf jemand anderen) bezogen waren (Hoehn-Hyde et al., 1982).
Emotionale Beweisführung. Liegt diese Denkverzerrung vor, wird negativen Gefühlen eine Beweiskraft zugesprochen, d. h. es wird angenommen, dass Gefühle immer genau das ausdrücken, was tatsächlich geschieht (»Ich bin gekränkt – also musst du mich beleidigt haben!").
Sollte-Aussagen (Wunschaussagen). Ein von Perfektionismus geprägter Denkstil scheint depressive Symptome zu fördern (vgl. z. B. Egan et al., 2011; Graham et al., 2010). Mit »Sollte-Aussagen« sind unerbittliche Selbstverbalisationen im Imperativstil wie »Man sollte …«, »Man müsste …« oder »Man darf nicht …« gemeint (»Sollte-Sätze«, Beck et al., 2010; oder auch »Wunschaussagen«, Hautzinger, 2013). Es werden rigide Regeln und Normen aufgestellt, die keine Abweichung erlauben. Auch hier wird, ähnlich der übertriebenen Verallgemeinerung, die kognitive Inflexibilität durch häufige Verwendung von Begriffen wie »niemals« oder »immer« verstärkt.
Attributionsstil. Neben den oben dargestellten klassischen Beck'schen Denkfehlern wird ein veränderter Zuschreibungsstil bei Depression angenommen (Abramson et al., 1978; Peterson & Seligman, 1984). Dabei wird Depression vor allem mit der internalen Attribution negativer Ereignisse und der externalen Attribution positiver Ereignisse assoziiert. Misserfolge werden also eher der eigenen Person und Erfolge eher den Umständen oder anderen Personen zugeschrieben (Ball et al., 2008; Mezulis et al., 2004; Sweeney et al., 1986). Psychisch gesunde Menschen schreiben sich hingegen die Verantwortung für positive Ereignisse zumeist selbst zu, während sie negative Ereignisse u. a. auf externale Faktoren attribuieren (Moritz, Woodward et al., 2007; Randjbar et al., 2011). Es wird angenommen, dass dem letzteren Attributionsstil eine selbstwertschützende Funktion zukommt, wohingegen das typisch depressive Zuschreibungsmuster einen niedrigen Selbstwert begünstigt (vgl. Abramson et al., 1978; Peterson & Seligman, 1984). Entsprechend konnten zahlreiche Studien einen Zusammenhang zwischen einem geringen Selbstwertgefühl und Depression bestätigen (z. B. Franck & De Raedt, 2007; Orth et al., 2009).

1.3.2 Weitere Denkverzerrungen

Die bisher aufgeführten Denkverzerrungen beziehen sich auf kognitive Verzerrungen bezüglich der Verarbeitung salienter Informationen und Emotionen, d. h. die Verarbeitung von Reizen, die für die jeweilige Person (nicht für alle Betroffenen) eine besondere Relevanz haben (»heiße« Themen). Obwohl davon nicht immer eindeutig abzugrenzen, tritt bei Depression eine weitere Art kognitiver Verzerrungen auf. Diese betreffen, im Sinne eines übergreifenden kognitiven Stils, die allgemeine Informationsverarbeitung sowie Informationsverarbeitungsdefizite. Letztere, sowie die entsprechenden empirischen Hintergründe, werden im Folgenden dargestellt.

In der neuropsychologischen Grundlagenforschung konnte zum einen gezeigt werden, dass Depression mit allgemeinen Konzentrations- und Gedächtnisdefiziten einhergeht (für eine Übersicht s. Beblo, Sinnamon & Baune, 2011; Gotlib & Joormann, 2010; McDermott & Ebmeier, 2009). Zum anderen zeigen Studien, dass Patienten mit Depression eine verzerrte Erinnerungsleistung aufweisen und negative (stimmungskongruente) Ereignisse besser erinnern (für einen Überblick siehe Blaney, 1986; Gotlib & Joormann, 2010; Matt et al., 1992). Diese Verzerrungen betreffen auch sogenannte »Fehlerinnerungen« Depressiver. Bei Fehlerinnerungen (false memories) handelt es sich um Erinnerungen an nicht-präsentierte Informationen, also an Ereignisse, die nicht oder anders stattgefunden haben (auch Pseudoerinnerungen). Diese Fehlerinnerungen treten unter bestimmten Kontextfaktoren bei allen Menschen auf und sind dementsprechend nicht notwendigerweise Ausdruck eines pathologischen Prozesses. Auffällig bei Personen mit Depression ist jedoch, dass sie sich im Vergleich zu Gesunden vermehrt an negative (im Vergleich zu positiven oder neutralen), zuvor nicht präsentierte, Informationen erinnern (Howe & Malone, 2011; Joormann et al., 2009; Moritz et al., 2008).

Darüber hinaus wird Depression mit einer verzerrten Identifikation von Emotionsausdrücken in Verbindung gebracht. So zeigen Menschen mit Depression eine bevorzugte Verarbeitung von Gesichtsausdrücken, die negative Emotionen wie Ärger und Trauer widerspiegeln (Gotlib, Krasnoperova et al., 2004; Leyman et al., 2011), während positive Gesichtsausdrücke offenbar eine geringere Verarbeitungstiefe erfahren (Joormann & Gotlib, 2006; Yoon et al., 2009). Einschränkungen zeigten depressive Patienten außerdem bei der korrekten Identifikation von neutralen Gesichtsausdrücken (Douglas & Porter, 2010; Naranjo et al., 2011); diese werden häufiger als negativ fehlinterpretiert. Zudem ist die negative Bewertung mehrdeutiger Emotionsausdrücke mit dem Rezidiv einer depressiven Episode beziehungsweise einer geringeren Remission korreliert (Bouhuys et al., 1999; Hale et al., 1998). Diese Denkverzerrung beeinflusst die Betroffenen hinsichtlich der Bewertung von Situationen sowie in der sozialen Interaktion und spielt auf diese Weise eine wichtige Rolle bei der Entstehung und Aufrechterhaltung von Depression.

Neben den beschriebenen Denkverzerrungen wird dysfunktionalen Verhaltensweisen und Strategien wie sozialem Rückzug (Boivin et al., 1995; Lara et al., 1997; Seidel et al., 2010) eine besondere Bedeutung bei der Pathogenese von Depression beigemessen. Entsprechend stellt der Aufbau von Aktivitäten eine wichtige Komponente der kognitiven Verhaltenstherapie dar (vgl. z. B. Jacobson et al., 1996). Aber auch anderen, häufig weniger offensichtlichen, kognitiven Strategien wie Grübeln (für eine Metaanalyse s. Rood et al., 2009) und/oder Gedankenunterdrückung (z. B. van der Does, 2005) wird in den letzten Jahren zunehmend Bedeutung bei der Pathogenese von Depression zugeschrieben. Dabei ist nicht nur der Einsatz der Verhaltensweisen und Strategien an sich behandlungsbedürftig (z. B. Rückzug, Grübeln, Gedankenunterdrücken), sondern auch die verzerrten Annahmen, d. h. die Metakognitionen Depressiver über die vermeintliche Funktionalität dieser Strategien (»Nur wenn ich gut gelaunt bin, darf ich mich mit anderen treffen«, »Grübeln hilft mir, Probleme zu lösen«, »Ich habe meine Gedanken nicht im Griff«, »Negative Gedanken darf ich nicht denken«) (für theoretische Überlegungen zum Grübeln und Gedankenunterdrücken s. Matthews & Wells, 2000; Wells, 2011). Nur wenn auch die dazugehörigen Meta-Annahmen modifiziert werden, greifen Patienten langfristig nicht mehr auf diese dysfunktionalen Strategien zurück. Aus diesem Grund werden dysfunktionale Verhaltensweisen und kognitive Strategien sowie die zugehörigen dysfunktionalen Metakognitionen im D-MKT in einem separaten Modul behandelt (Modul 6).

Tabelle 1.1 D-MKT Trainingseinheiten (Module) sowie thematische Schwerpunkte

Modul	Modulname	Thematische Schwerpunkte (Denkverzerrung)
1	Denken und Schlussfolgern 1	geistiger Filter, übertriebene Verallgemeinerung
2	Gedächtnis	verzerrte Erinnerungsleistung
3	Denken und Schlussfolgern 2	Sollte–Aussagen, Abwehr des Positiven, Alles-oder-nichts-Denken
4	Selbstwert	perfektionistischer Denkstil, Selbstwertgefühl
5	Denken und Schlussfolgern 3	Über- oder Untertreibung, depressiver Zuschreibungsstil
6	Verhaltensweisen und Strategien	dysfunktionale Verhaltensstrategien: sozialer Rückzug, Grübeln, Gedankenunterdrückung
7	Denken und Schlussfolgern 4	voreiliges Schlussfolgern: negative Gedanken anderer lesen, Zukunft voraussagen
8	Wahrnehmen von Gefühlen	Emotionserkennung, emotionale Beweisführung

1.4 Metakognition: in aller Munde – aber was ist das denn überhaupt?

Im letzten Jahrzehnt hat die Berücksichtigung metakognitiver Aspekte und vor allem die Verwendung des Begriffs »Metakognition« sowohl in der Grundlagen- als auch Psychotherapieforschung stark zugenommen. Das Wort leitet sich vom griechischen »meta« (»über«) und dem lateinischen »cogitare« (»denken«) ab. Der Begriff wird auch mit »Denken über das Denken« übersetzt (Moritz, 2008, 2013).

Insgesamt handelt es sich bei dem Begriff Metakognition um ein komplexes Konstrukt, welches unterschiedlich und zum Teil sehr heterogen definiert wird (Semerari et al., 2012). Ohne den Anspruch auf Vollständigkeit sei an dieser Stelle auf Konzepte verwiesen, die für das Verständnis des Begriffs Metakognition im Rahmen des D-MKTs von Bedeutung sind (s. a. Sonderheft der Zeitschrift für

Psychiatrie, Psychologie und Psychotherapie zum Themenschwerpunkt »Metakognitive Therapien«, Moritz, 2013).

Der Begriff »Metakognition« hat sich aus dem Begriff des »Metagedächtnis« entwickelt. Dabei bezeichnete Flavell im Rahmen entwicklungspsychologischer Überlegungen 1971 Metakognition noch vorsichtig als »… eine Art von Metagedächtnis, vielleicht« (Übers. vom Verfasser; Flavell, 1971, p. 277). Unter dem Stichwort Metagedächtnis werden mittlerweile eine Reihe übergeordneter geistiger Prozesse subsumiert, welche mit dem Erinnern in Verbindung gebracht werden (z. B. Überwachen und Kontrollieren). Diese beziehen sich unter anderem auf die Genauigkeit und Lebendigkeit von Erinnerung oder die Urteilssicherheit für Gedächtnisinhalte (aber auch sozial-kognitive Prozesse wurden hierunter teilweise subsumiert), welche einen zunehmend festen Platz in der Kognitionsforschung einnehmen (vgl. z. B. Fisher & Wells, 2005; Gauggel, 2008; Lysaker et al., 2010; Moritz & Woodward, 2006).

Die Betrachtung übergeordneter geistiger Prozesse blieb jedoch nicht auf das Gedächtnis beschränkt, sondern wurde mit der Einführung des Metakognitionsbegriffs als »das Wissen über die eigenen geistigen Vorgänge« auf sämtliche kognitiven Prozesse erweitert (Flavell, 1976). Diese etablierte und lang bestehende Definition des Begriffs ist die Grundlage des »Metakognitiven Trainings bei schizophrenen Patienten« (MKT) (Moritz et al., 2011, 2014), auf dessen Basis das D-MKT entwickelt wurde (Abschn. 1.2).

1.5 Brauchen wir ein (meta)kognitives Training für Patienten mit Depression?

Das D-MKT wurde entwickelt, um die beschriebenen strukturellen Lücken (v. a. Einzeltherapie, überwiegend geschlossene Gruppen) und die inhaltlichen Lücken (mangelnde Berücksichtigung (aktueller) metakognitiver Befunde) bestehender Therapiekonzepte auszugleichen und der zuvor beschriebenen Unterversorgung bei der Behandlung von Depression entgegenzuwirken. Das D-MKT ist eine niedrigschwellige und relativ schnell umsetzbare Intervention, die sich vornehmlich an Personen mit leichten bis mittelschweren Depressionen richtet. Das Training ist bewusst modular und als »offene Gruppe« konzeptualisiert, sodass der Einstieg neuer Teilnehmer zu jeder Gruppensitzung möglich ist. Insgesamt umfasst das D-MKT acht Sitzungen von jeweils 60 Minuten Dauer (in der Pilotstudie aus Abschn. 1.7 wurde eine ältere Trainingsversion von 90 Minuten Dauer eingesetzt). Unterstützt wird die Durchführung durch eine Präsentation mit Powerpoint-Folien, die ins PDF-Format konvertiert wurden (für konkrete Durchführungshinweise, s. Abschn. 2.2 und Kap. 3).

Inhaltlich steht die Bearbeitung der oft beobachtbaren, den Betroffenen aber meist nicht bewussten, dysfunktionalen Strategien und Denkverzerrungen im Vordergrund (z. B. starkes Generalisieren; verstärkte Erinnerung an negative Ereignisse). Anders als im Einzelsetting der KVT üblich, werden die depressiven Denkverzerrungen dabei nicht erst in einem fortgeschrittenen Stadium der Therapie aus individuellen automatischen Gedanken abgleitet (Beck et al., 2010). Vielmehr werden den Patienten typische depressive Denkverzerrungen von der ersten Sitzung an vorgestellt, durch Übungen erfahrbar gemacht und das Rational zur Modifikation der Denkverzerrungen vermittelt. Mit Hilfe eigener Beispiele werden die Patienten in den Sitzungen und anhand von Hausaufgaben (Nachbereitungsbögen) dazu angeleitet, zu erkennen, welche dieser Denkverzerrungen speziell bei ihnen eine besondere Rolle spielen. Es handelt sich somit um ein stärker deduktives Vorgehen. Darüber hinaus werden kognitive Verzerrungen im D-MKT immer wieder entpathologisiert: Alle Menschen weisen Verzerrungen beim Denken auf, lediglich einige kognitive Verzerrungen sind depressionstypisch.

Das Training soll den Teilnehmern auf spielerische Weise, anhand vieler Beispiele und unter Berücksichtigung individueller Erfahrungen ermöglichen, depressiogene Denkmuster, kognitive Fehler und einseitige Problemlösestile bei sich zu erkennen und zu korrigieren. Ferner stehen dysfunktionale Annahmen über typische depressive Strategien (z. B. »Grübeln hilft mir, Probleme zu lösen«) sowie die dysfunktionalen (metakognitiven) Strategien selbst (z. B. Unterdrückung negativer Gedanken) im Fokus der Gruppe. In diesem Punkt ergeben sich Überschneidungen zur Metakognitiven Therapie von Adrian Wells (s. z. B. Wells, 2011; Weber & Exner, 2013), in deren Behandlungsfokus diese dysfunktionalen (meta-)kognitiven Verarbeitungsprozesse und -strategien stehen. Anders als die Metakognitive Therapie von Wells fokussiert das D-MKT aber nicht auf die übergreifenden Strategien und Prozesse, sondern greift auch die »Denkinhalte« auf (v. a. Module 1, 3, 5 und 7 zum Denken und Schlussfolgern). Mit dieser Inhaltsorientierung überschneidet sich das D-MKT mit der »klassischen« KVT bei Depression. Tatsächlich werden im D-MKT die in der KVT beschriebenen inhaltlichen Denkverzerrungen sogar bewusst aufgegriffen und deren Terminologien übernommen (Abschn. 1.3). Das D-MKT versteht sich als Weiterentwicklung innerhalb der KVT-Familie und ist mit den entsprechenden Konzepten kompatibel. Klassische Konzepte werden aber durch neue Inhalte und Übungsformate ergänzt.

Das Ziel in der ambulanten D-MKT-Behandlung besteht darin, (auch wenig motivierte) Patienten niedrigschwellig schnell durch positive Erfahrungen an das Versorgungssystem anzubinden. So wird beabsichtigt, die Motivation für eine weitere Behandlung zu stärken, Veränderungsprozesse anzustoßen, deren Weiterführung in Nachfolgebehandlungen zu erleichtern und nicht zuletzt Wartezeiten zu überbrücken.

Für die (teil)stationäre Behandlung repräsentiert das D-MKT ein depressionsspezifisches, leicht durchzuführendes Gruppenangebot. In der Praxis hat es sich als gut vereinbar mit anderen verhaltenstherapeutischen Konzepten sowie den strukturellen Gegebenheiten stationärer Behandlungssettings (u. a. kurze Verweildauern) gezeigt und diese vor allem inhaltlich erweitert. Gewisse Überschneidungen bei der Kombination mit anderen psychoedukativen Konzepten wurden von den Teilnehmern in der Pilotstudie nicht beanstandet, vielmehr wurde das D-MKT als sinnvolle Ergänzung und Vertiefung spezifischer Inhalte erachtet. Mit dem Fokus, die metakognitive Kompetenz (d. h. Erkennen von Verzerrungen im Denken und in der Wahrnehmung) der Patienten zu stärken, um so der aktuellen depressiven Episode zu begegnen und einer erneuten depressiven Episode vorzubeugen, kann das D-MKT somit bestehende (teil)stationäre Behandlungskonzepte komplementieren. Nicht zuletzt können die Übungen und Materialien des D-MKTs auch in Einzeltherapien eingesetzt werden (Kap. 4).

1.6 Überblick über die Inhalte des D-MKTs

Das D-MKT besteht aus den folgenden acht Modulen (s. a. Tab. 1.1 für eine übersichtliche Zuordnung zwischen Modulen und Inhalten):

- **Modul 1: Denken und Schlussfolgern 1.** In diesem Modul werden zunächst zwei Denkverzerrungen (geistiger Filter, übertriebene Verallgemeinerung) vorgestellt, die die depressive Symptomatik begünstigen, aufrechterhalten oder auch verstärken können. Im zweiten Schritt werden Strategien vermittelt, wie diesen aktiv entgegengewirkt werden kann (z. B. konkrete, situationsgebundene Aussagen machen, Perspektivwechsel, bewusste Übertreibung).
- **Modul 2: Gedächtnis.** In diesem Modul wird der Zusammenhang zwischen Depression und Gedächtnis- bzw. Konzentrationsproblemen erläutert (u. a. durch Aufmerksamkeitslenkung mit Hilfe der Scheinwerfermetapher). Ferner wird die bei Depression typische Gedächtnispräferenz Erinnernfür negatives Material sowie die allgemeine Fehleranfälligkeit unseres Gedächtnisses (Fehlerinnerungen) eingeführt. Abschließend werden mit dem Themenbereich verknüpfte dysfunktionale Annahmen kritisch hinterfragt (z. B. subjektive Wahrnehmung oder Angst, an einer Demenz zu erkranken).
- **Modul 3: Denken und Schlussfolgern 2.** In diesem Modul werden weitere depressionsbegünstigende Denkverzerrungen (Sollte-Aussagen, Alles-oder-nichts-Denken, Abwehr des Positiven) vorgestellt und Strategien präsentiert, wie diesen Denkmustern aktiv entgegengewirkt werden kann (z. B. mit Hilfe von Kosten-Nutzen-Analyse, Lob annehmen).
- **Modul 4: Selbstwert.** Das Modul befasst sich mit dem Konzept des Selbstwerts sowie mit Kognitionen, die einen geringen Selbstwert begünstigen (z. B. perfektionistischer Denkstil). Zudem werden (kognitive) Strategien zur Steigerung der Stimmung und des Selbstwertes vermittelt. Diese beinhalten u. a. eine differenzierte Sicht des eigenen Selbstwertes (Einführung der Regalmetapher), Ressourcenaktivierung durch das Benennen konkreter Stärken sowie das Aufdecken unfairer Vergleiche.
- **Modul 5: Denken und Schlussfolgern 3.** In diesem Modul werden weitere Denkverzerrungen demonstriert (Über- oder Untertreibung, depressiver Zuschreibungsstil). Strategien zur Modifikation von negativen Denkmustern werden aufgezeigt, indem beispielsweise geübt wird, ausgewogene Erklärungen für das Zustandekommen von Situationen zu finden (Zusammenwirken der Faktoren Selbst, andere, Umstände).

▶ **Modul 6: Verhalten: Strategien und Verhaltensweisen.** Das Modul beschäftigt sich mit häufigen dysfunktionalen Coping-Strategien (Grübeln, Unterdrückung negativer Gedanken, Rückzug), welche die depressive Symptomatik fördern. Hilfestellung für langfristig funktionale Verhaltensweisen werden präsentiert (u. a. kurze Atem-Achtsamkeitsübung; Aktivitätsaufbau).

▶ **Modul 7: Denken und Schlussfolgern 4.** Dieses Modul behandelt depressionsbegünstigende Denkmuster, die insbesondere dem voreiligen Schlussfolgern zugrunde liegen (v. a. negative Gedanken anderer »lesen«, Zukunft voraussagen). Mit Hilfe von Übungen (z. B. Gemäldetitel raten) wird den Teilnehmern die Fehleranfälligkeit dieser Strategien vermittelt. Ferner werden sie angeleitet, sich über mögliche Folgen des voreiligen Schlussfolgerns bewusst zu werden, um Veränderungsmotivation aufzubauen.

▶ **Modul 8: Wahrnehmen von Gefühlen.** In diesem Modul wird eingehend dargelegt, dass die eigene Wahrnehmung stark von der aktuellen Gefühlslage abhängt und dadurch eine depressive Stimmungslage auch die Interpretation von Gestik oder Mimik anderer Menschen beeinflussen kann, was wiederum negativ auf die eigene Stimmung zurückwirkt. Informationen über Gefühle (Wozu sind Gefühle eigentlich gut?) und deren Ausdruck sowie Strategien zur besseren Emotionsinterpretation werden vermittelt.

Alle Folien der Module befinden sich im Online-Material.

1.7 Wirksamkeitsnachweise für das D-MKT

Im Jahr 2009 haben wir in einer »proof of concept study« begonnen, Daten zur Machbarkeit, Akzeptanz durch die Patienten sowie Effektivität einer ersten Version des D-MKTs (Beta-Version) zu erheben. Über die Spezialambulanz für Depression der Klinik für Psychiatrie und Psychotherapie des Universitätsklinikums Hamburg-Eppendorf konnten 104 Patienten für die Teilnahme an der Studie rekrutiert werden. Einschlusskriterium war die klinisch gesicherte Diagnose einer depressiven Erkrankung (F32–34). Akut suizidale oder psychotische Patienten wurden ausgeschlossen. Vor Beginn (»prä«) und nach Abschluss (»post«) des Gruppentrainings wurden die Patienten gebeten, eine Reihe von Fragebögen auszufüllen. Diese bezogen sich auf die Erfassung soziodemografischer Daten sowie auf die Quantifizierung der depressiven Symptomatik (Allgemeine Depressionsskala, Hautzinger & Bailer, 1993). Ferner wurden Fragebögen weiterer wichtiger Zielparameter zum Selbstwert (Rosenberg-Self-Esteem-Skala, Rosenberg, 1965), zum Grübeln (Ruminative Responses Scale, Treynor, Gonzalez & Nolen-Hoeksema, 2003) sowie zu allgemeinen metakognitiven (Metacognitions Questionnaire-30, Wells & Cartwright-Hatton, 2004) und depressionstypischen Denkverzerrungen (Skala dysfunktionaler Einstellungen, Hautzinger, Luka & Trautmann, 1985) vorgegeben. Einige der Instrumente sind detailliert in Abschnitt 4.3 dargestellt.

In der Auswertung zeigte sich eine signifikante Abnahme der depressiven Symptomatik vom Prä- zum Postzeitpunkt, ermittelt über die Allgemeine Depressionsskala (ADS-K, s. Abb. 1.1). Die Effektstärken (Cohen's d) waren im mittleren Bereich anzusiedeln, wobei unter Fortschreibung der Werte (last observation carried forward) zum Präzeitpunkt für Patienten, die nicht an der Abschlussdiagnostik teilnahmen, Cohen's d bei 0,56 lag. Dies entspricht einem mittleren Effekt. Mit einem Wert von $d = 0,73$ zeigte sich die Effektstärke entsprechend besser, wenn nur Patienten berücksichtigt wurden, die sowohl an der Anfangs- als auch an der Abschlussbefragung teilnahmen ($n = 72$). Hervorzuheben ist, dass bei 43,1 Prozent der Patienten der ADS-K-Wert zum Zeitpunkt der Abschlussdiagnostik unterhalb des Cut-off-Wertes des Fragebogens lag und sich für 56,9 Prozent eine signifikante Verbesserung in der depressiven Symptomatik (ADS-K) entsprechend des Reliable Change Index (RCI) ergaben. Ferner ergab sich eine Veränderung der Denkverzerrungen vom Prä- zum Postzeitpunkt, eine Abnahme des Grübelns sowie eine Zunahme des Selbstwertes (Effektstärken zwischen $d = 0,26$ und $0,64$).

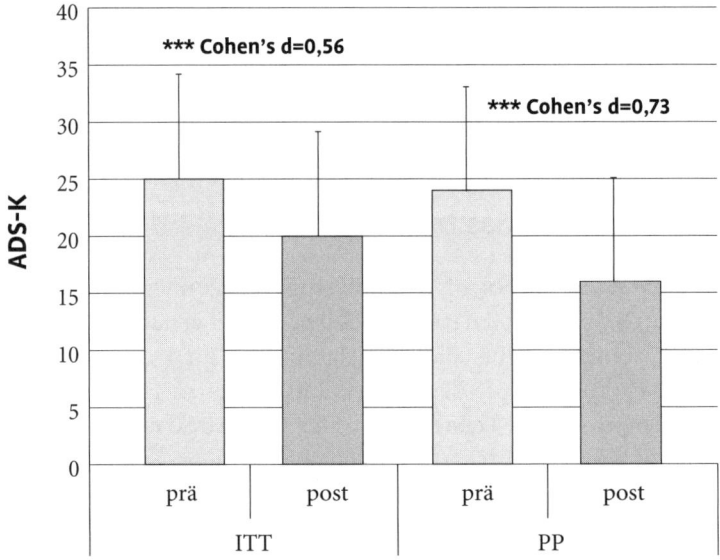

Abbildung 1.1 Gesamtwerte in der Allgemeinen Depressionsskala (ADS-K) vor und nach Teilnahme am D-MKT für die gesamte (intention-to-treat, ITT, $n = 104$) und die per-protocol (PP) Stichprobe ($n = 72$, nur die Patienten, die sowohl an der Anfangs- als auch an der Abschlussbefragung teilnahmen)

In einem Fragebogen über die Bewertung des D-MKTs gaben alle Teilnehmer (100 Prozent) an, dass sie das Training als nützlich und sinnvoll ansahen, 97 Prozent der Patienten empfanden dabei Spaß und alle Patienten (100 Prozent) bestätigten, dass ihnen der Sinn und Zweck des Trainings klar war. 94 Prozent der Patienten würden das Training weiterempfehlen und 85 Prozent gaben an, ihre Erkrankung durch das

Training besser zu verstehen. In den freien Antworten (Bemerkungen) wurde besonders die Struktur des Trainings (»die Mischung aus offener Gruppe und trotzdem einer gewissen Verbindlichkeit«) sowie die Atmosphäre (»lockere Arbeitsatmosphäre«, »Spaß«) positiv hervorgehoben. Vonseiten der Therapeuten wurde das D-MKT als eine leicht anwendbare Gruppenintervention zur Behandlung von Denkverzerrungen bei Depression bewertet, dessen starke Standardisierung sich auch für den Einsatz durch unerfahrene Therapeuten eignen könnte. Es wurde als ökonomisch in der Vorbereitung und Durchführung gelobt, zeigte sich gut kombinierbar und kaum redundant mit anderen verhaltenstherapeutischen Konzepten. Die Ergebnisse der Studie wurden in der Zeitschrift für Psychiatrie, Psychologie und Psychotherapie publiziert (Jelinek, Otte, Arlt & Hauschildt, 2013).

Basierend auf den Erfahrungen dieser Pilotstudie wurde das Trainingsmaterial nochmals überarbeitet und weiter optimiert. Diese Überarbeitung stellt die Grundlage für das hier dargestellte Behandlungskonzept dar, welches zum Zeitpunkt der Manualerstellung in seiner Wirksamkeit im Rahmen einer randomisierten kontrollierten Studie an einer im teilstationären Setting untersucht wurde. Erste Analysen bestätigen die Ergebnisse der Machbarkeitsstudie und zeigen eine stärkere Abnahme der Depressivität (ermittelt über den Gesamtwert im Becks-Depressions-Inventar) vom Prä- zum Post-Zeitpunkt sowie vom Prä- zum Katamnesezeitpunkt nach sechs Monaten in der Experimental- im Vergleich zur Kontrollgruppe mit einem mittleren Effekt (Jelinek, Hauschildt & Moritz, 2014).

2 Indikation und allgemeine Durchführungshinweise

2.1 Indikation

Basierend auf theoretischen Überlegungen sowie den von uns gewonnenen praktischen Erfahrungen in der Durchführung des D-MKTs (kontinuierliches Gruppenangebot seit über fünf Jahren), möchten wir einige Empfehlungen für den Einsatz des Trainings geben. Diese sind nicht als Ersatz für die Leitlinie der Deutschen Gesellschaft für Psychiatrie, Psychotherapie und Nervenheilkunde zur Behandlung von Depression (DGPPN, 2001) zu verstehen (s. Abschn. 1.2). Der (zusätzliche) Einsatz von Psychopharmaka sowie anderen evidenzbasierten Psychotherapieverfahren ist entsprechend in Erwägung zu ziehen.

Generell ist das D-MKT aufgrund seiner inhaltlichen und strukturellen Besonderheiten in unterschiedlichen Settings flexibel einsetzbar, es sind jedoch Grenzen bei der Anwendbarkeit des D-MKTs zu beachten.

Einsatzgebiete des D-MKTs
Das D-MKT zeichnet sich durch Niedrigschwelligkeit, spielerische Elemente, hohe Struktur, leichte Kombinierbarkeit mit anderen KVT-Angeboten sowie ein offenes Gruppenkonzept aus (s. Abschn. 1.5). Aufgrund dieser Trainingsmerkmale eignet es sich vor allem für folgende Einsatzgebiete:

- **Für welche Diagnosen?** Das D-MKT richtet sich vorrangig an Patienten mit der Erstdiagnose einer depressiven Störung (Major Depression, Dysthymie), es kann aber auch bei komorbid bestehender Depression, z. B. bei bestehenden Angststörungen, eingesetzt werden. Solange keine spezifischen Erfahrungen vorliegen, stellen Schizophrenie und bipolare Störungen Ausschlussdiagnosen dar (für entsprechende Konzepte für Schizophrenie s. Abschn. 1.2). Inwieweit das Konzept bei depressiven Störungen im Rahmen somatischer (z. B. neurologischer) Erkrankungen wirkt, kann noch nicht abschließend beurteilt werden.
- **Wann ist der optimale Vorgabezeitpunkt im Behandlungsverlauf?** Das D-MKT ist unseres Erachtens besonders geeignet für Ersterkrankte sowie Betroffene ohne bisherige (Psycho-)Therapieerfahrungen. Einen weiteren Einsatzbereich stellt die Nachsorge und Rezidivprophylaxe dar (u. a. durch die Nachbereitungsmaterialien, s. Anhang).
- **Für welche Behandlungssettings?** Das Training kann ambulant, aber auch (teil)stationär als Gruppenangebot eingesetzt werden (für die Anwendung im Einzelsetting s. Kap. 4). Da neue Teilnehmer jederzeit in die Gruppe aufgenommen werden können (offene Struktur), wird gerade im ambulanten Setting eine schnelle Anbindung von Betroffenen an das Versorgungsnetz ermöglicht. Geeignet erscheint es daher zur Überbrückung von Wartezeiten und zum Aufbau von Motivation für weiterführende Behandlungen (z. B. Psychotherapie im Einzel-

setting, Behandlung in Fachkliniken), etwa in psychiatrischen Institutsambulanzen, wo nach einem Erstgespräch eine schnelle Zuteilung auf die D-MKT-Gruppe erfolgen kann. In der (teil)stationären Behandlung eignet sich das D-MKT als ein depressionsspezifisches Gruppenangebot, welches als inhaltliche Ergänzung (Aufbau von metakognitiver Kompetenz) und Vertiefung (Abbau von Denkverzerrung) das bestehende Behandlungsangebot vervollständigen kann. Ferner ermöglicht es über die zum Teil spielerisch angelegten Übungen vor allem wenig (veränderungs)motivierten Patienten einen alternativen Zugang zur Behandlung. Auch im stationären Setting (gerade bei kürzerer stationärer Verweildauer) liegt ein Vorteil des D-MKTs in der offenen Gruppenstruktur, welche einen schnellen und unkomplizierten Einstieg bei geringem organisatorischem Aufwand ermöglicht.

Grenzen des D-MKTs
▶ Bei einer aktuellen schweren depressiven Episode können Gruppensituation und Inhalte eine Überforderung für Patienten darstellen. Ausreichende Gruppenfähigkeit und Konzentrationsvermögen sollten daher im Vorhinein sichergestellt werden.
▶ Akute Suizidalität stellt bei ambulanten Gruppen ein allgemeines Ausschlusskriterium dar.
▶ Bei mittelgradigen Episoden oder chronischer Depression kann das D-MKT als erste (Brücken-)Maßnahme zur raschen therapeutischen Anbindung an das Hilfesystem dienen, jedoch sollte unseres Erachtens das D-MKT nicht längerfristig als ausschließliche Intervention oder anstelle von Einzeltherapie eingesetzt werden. Eine Teilnahme am D-MKT in Kombination mit weiteren Maßnahmen erscheint hingegen sinnvoll.

2.2 Allgemeine Hinweise zur Durchführung des Gruppentrainings

2.2.1 Allgemeine Tipps

Häufigkeit der Sitzungen
Das Training liegt in acht Modulen vor. Bewährt hat sich eine Sitzungsfrequenz von ein bis zwei Modulen pro Woche. Bei einem Einsatz von zwei Modulen pro Woche wird angeraten, die Trainingssitzung nicht an zwei aufeinanderfolgenden Tagen einzuplanen, damit die Patienten Zeit haben, das Gelernte zwischen den Sitzungen im Alltag zu erproben und die Hausaufgaben zu bearbeiten.

Sitzungsdauer und Teilnehmeranzahl
Für die Dauer der Sitzungen sollten ca. 60 Minuten eingeplant werden. Für die Teilnehmerzahl pro Sitzung sind Gruppengrößen zwischen drei und zehn Patienten erfahrungsgemäß optimal, um ein flüssiges Gruppengespräch zu ermöglichen.

Gestaltung des Trainingsraumes und technische Ausstattung
Ein ruhiger Raum mit einer ausreichenden Anzahl von Stühlen ist optimal, um das Training durchzuführen. Es ist am besten, die Trainingsfolien mit Hilfe eines Videoprojektors (Beamer) entweder an eine weiße Wand oder eine Leinwand zu projizieren. Es hat sich bewährt, mit den Stühlen einen Halbkreis vor dieser (Lein-)Wand zu bilden, an dessen Enden jeweils einer der beiden Therapeuten sitzt. So haben alle Teilnehmer einen guten Blick auf die Präsentation sowie eine angenehme Position für das Gruppengespräch. Für die Präsentation sollte der Raum mit einem Computer oder Laptop ausgestattet sein, der mit einer Version von Adobe Acrobat Reader® (kann kostenlos über das Internet bezogen werden unter http://www.adobe.com/de/products/reader/) bespielt ist. Das Programm sollte auf den Vollbildmodus eingestellt werden. Dies kann beispielsweise über die folgende Tastenkombination erreicht werden: Strg + L.

Rolle der Therapeuten
Die Anleitung der Gruppe durch zwei Therapeuten hat sich als vorteilhaft erwiesen, da sich bei individuellen Krisen (z.B. ein Patient verlässt den Raum) ein Therapeut einzelnen Patienten und der zweite der weiteren Durchführung des Trainings widmen kann. Bei knappen Ressourcen kann das Training auch von nur einem Therapeuten durchgeführt werden. Wichtige Voraussetzungen aufseiten der durchführenden Therapeuten sind Interesse, Offenheit und eine wertschätzende Grundhaltung gegenüber den Patienten. Im Idealfall wird das Training von Psychologischen oder Ärztlichen Psychotherapeuten mit Wissen über das Störungsbild Depression und Erfahrung im Umgang mit depressiven Patienten durchgeführt. Aufgrund der klaren Strukturierung des Trainings ist das D-MKT jedoch auch für den Einsatz z.B. durch sich in der Aus-/Weiterbildung befindliche Psychotherapeuten oder geschultes Pflegepersonal geeignet. Wünschenswert wäre die Kenntnis bestimmter (verhaltens)therapeutischer Gesprächstechniken, wie das »geleitete Entdecken« oder das »Sokratische Gespräch«, sowie gewisse Vorerfahrungen in der Moderation von Gruppen und mit dem Störungsbild Depression.

Trainingsatmosphäre
Folgende Leitmotive sollten bei der Durchführung beachtet werden:
- **Positiv-verstärkend agieren:** Schaffen Sie eine freundliche, wertschätzende und möglichst humorvolle Atmosphäre. Die Sitzungen sollten unterhaltend, interaktiv und spielerisch gestaltet werden. So wird den Patienten die Gelegenheit für positive Erfahrungen geboten und wenn möglich sogar Spaß bereitet. Nutzen Sie jede Gelegenheit, um positive Rückmeldungen an einzelne Patienten und an die ganze Gruppe zu geben.
- **Individualisieren:** Die Trainingssitzungen verfehlen ihren Zweck, wenn sie im Eiltempo »durchgezogen« werden. Die Anpassung an das Tempo der (depressiven und entsprechend häufig verlangsamten!) Patienten ist sehr wichtig. Es ist nicht notwendig, alle Aufgaben in einer Sitzung zu bearbeiten. Obgleich das Training

stark vorstrukturiert ist und der Fokus auf der Informationsvermittlung und den Übungen liegt, ist es ratsam, sich Zeit für persönliche Anschauungen und Beispiele der Teilnehmer zu nehmen. Selbsterkenntnis und Eigenbezug sind zentral für die Übertragung der Lernziele auf den Alltag (s. auch »Wiederkehrende Trainingselemente« in diesem Kap.).

- **Motivieren:** Einzelne Teilnehmer können Schwierigkeiten haben, frei in einer Gruppe zu sprechen. Diese können häufig durch einfache Ja-/Nein-Fragen oder mit einer allgemeinen Bitte um Handzeichen (Beispiel: »Wer ist auch dieser Meinung?«; »Hat schon jemand eine Entscheidung getroffen?«) zur Mitarbeit animiert werden. Die aktive Beteiligung darf jedoch nie erzwungen werden (im Sinne von »Jeder hat das Recht, zu reden und zu schweigen«). Denken Sie daran: Für einige Patienten ist es schon ein großer Erfolg, überhaupt zur Gruppe erschienen zu sein. Unnötig direktives und »lehrerhaftes« Verhalten des Therapeuten ist unbedingt zu vermeiden, da in vielen Modulen eine »positive Fehlerkultur« für den Lerneffekt essenziell ist (d. h. hier »Fehler« bewusst provoziert werden).
- **Begrenzen:** Von Zeit zu Zeit erweist es sich als nützlich, auf Regeln des sozialen Miteinander hinzuweisen (z. B. ausreden lassen, andere Meinungen respektieren), insbesondere wenn problematische Kommunikationsmuster beobachtbar sind (s. Abschn. 2.2.2, »Gruppenregeln«, welche auch als Poster in den Gruppenraum gehängt werden können). Allzu kritische Kommentare gegenüber anderen Teilnehmern sind zu entschärfen. Sofern einzelne Gruppenmitglieder wiederholt Diskussionen an sich reißen, ist es hilfreich, das Wort reihum zu erteilen oder Teilnehmer direkt aufzurufen, um Redeanteile auszugleichen.

2.2.2 Hinweise zu den Materialien

Das D-MKT umfasst folgende Materialien:
- Hinweise zur Durchführung als Gruppentraining (Kap. 3) und Verwendung der Materialien im Einzelsetting (Kap. 4)
- Teilnehmerinformationsblatt zum D-MKT (s. Anhang und Online-Material)
- Gruppenregeln (s. Anhang und Online-Material)
- 8 Powerpoint-Präsentationen im PDF-Format (komplette Präsentationen als Online-Material, s. Online-Material)
- 8 Nachbereitungsbögen mit Hausaufgaben (s. Anhang und Online-Material)

Bevor die Module im Einzelnen vorgestellt werden, möchten wir noch einige wichtige Aspekte ausführen.

Teilnehmerinformationsblatt zum D-MKT. Es hat sich bewährt, sowohl im ambulanten als auch im stationären Kontext Patienten als Vorbereitung für die Gruppenteilnahme das »Teilnehmerinformationsblatt zum D-MKT« (s. Anhang und Online-Material) auszuhändigen mit der Bitte, dieses bis zur ersten Teilnahme zu lesen. Mit diesem Informationsblatt erhalten die Patienten Hintergrundinformation zum D-MKT. Anfangs wird der (häufig wenig geläufige) Begriff Metakognition als Antwort auf die

Frage »Worum geht es im Metakognitiven Training?« erklärt. Anschließend werden die Zusammenhänge zwischen dem Denken, Handeln und der Stimmung erläutert, ähnlich der verbreiteten Konzepte der kognitiven Verhaltenstherapie (z. B. Schaub et al., 2006; Stavemann, 2014). Dabei wird der Zusammenhang exemplarisch anhand der Situation »Ein guter Freund ruft Sie an Ihrem Geburtstag nicht an« und vier möglichen, aber ganz unterschiedlichen Gefühls- und Verhaltensreaktionen auf dieses Ereignis veranschaulicht. Abschließend wird der Begriff Denkverzerrung als übergreifendes, einseitiges Denkmuster eingeführt. Das Informationsblatt dient vor allem der Vorbereitung und Vertiefung des Rationals der vier Module zum Denken und Schlussfolgern (Modul 1, 3, 5 und 7).

Gruppenregeln. Es ist günstig, eine Reihe allgemeiner Regeln zum Umgang miteinander für die Trainingsdurchführung festzulegen (s. Übersicht, Anhang oder Online-Material): Diese Regeln sollen Orientierung geben sowie einen geschützten Rahmen und Verbindlichkeit schaffen. Neben »klassischen Kommunikationsregeln«, wie »andere ausreden lassen«, »Ich-Form verwenden«, »respektvoller Umgang miteinander«, wird betont: »Jeder hat das Recht, zu reden oder zu schweigen« (d. h. Patienten bestimmen selbst den Grad, zu welchem sie sich einbringen möchten). Ferner sollte den Teilnehmern vermittelt werden, sich nicht zu scheuen, Fehler zu begehen. Fehler sind fast unvermeidlich und sogar willkommen. Da viele der Übungen im D-MKT (z. B. zu den Fehlerinnerungen im Modul 2) mit Absicht »Fehler« provozieren, ist es wichtig, Patienten zum Fehlermachen geradezu »einzuladen«, um auf diesem Wege auch ihren Lernerfolg zu maximieren.

Außerdem ist es wichtig, vor Beginn des Trainings auf die Schweigepflicht der Therapeuten hinzuweisen. Auch vonseiten der Patienten ist eine gegenseitige Zusicherung über die Wahrung persönlicher Inhalte, die in der Gruppe geteilt werden, erforderlich (»Alles was in der Gruppe besprochen wird, bleibt auch in der Gruppe!«). Zudem ist es gerade bei der offenen Struktur wichtig, dass Teilnehmer rechtzeitig vorher absagen, wenn sie zu einer Sitzung nicht erscheinen werden, damit eine Verbindlichkeit und ein Zusammenhalt der Gruppe trotz der offenen Struktur gewährleistet werden kann. Im ambulanten Setting sollten die Therapeuten im Fall von Krisen oder Notfällen oder nach der Gruppe für die jeweiligen Patienten ansprechbar sein. Dies gilt im Besonderen für solche Patienten, deren therapeutische Anbindung ausschließlich in der Gruppenteilnahme besteht. Als Therapeut empfiehlt es sich, am Ende der Gruppe ein entsprechendes Zeitfenster zur Verfügung zu haben.

Konkret haben sich die folgenden Gruppenregeln bewährt:

> **Übersicht**
>
> **Gruppenregeln**
> (1) Bitte kommen Sie pünktlich, damit wir gemeinsam beginnen können.
> (2) Teilnehmer und Therapeuten verpflichten sich dazu, über persönlich geäußerte Informationen Stillschweigen gegenüber Außenstehenden zu bewahren: Alles, was in der Gruppe besprochen wird, bleibt auch in der Gruppe!

(3) Jeder hat das Recht, zu reden oder zu schweigen! Jeder kann also selbst bestimmen, was, wie viel und wann er erzählen möchte!
(4) Bitte gehen Sie respektvoll miteinander um und respektieren Sie andere Meinungen! Wenn Sie Kritik üben wollen, beziehen Sie sich auf die Sache/das Verhalten, nicht auf den Menschen.
(5) Bitte hören Sie zu und lassen Sie andere ausreden!
(6) Bitte sprechen Sie möglichst in der Ich-Form (»ich« statt »man«)!
(7) Scheuen Sie sich nicht, Fehler zu machen. Im D-MKT sind Fehler willkommen, denn aus Fehlern lernen wir!
(8) Wer aufgrund einer anderen Verpflichtung das Training nicht besuchen kann oder es früher verlassen muss, teilt dies bitte vor der Sitzung den Therapeuten mit!
(9) In Fällen von Krisen (dies gilt vor allem für ambulante Patienten) oder bei offenen Fragen, melden Sie sich bitte bei den Therapeuten nach der Sitzung!

Je nach Setting können die Regeln selbstverständlich variiert werden (z. B. können im stationären Kontext bereits bestehende Gruppenregeln übernommen werden).

Die Regeln können dauerhaft in dem Gruppenraum aufgehängt werden (z. B. auf einem Flipchart oder einem laminierten Poster). Bei Bedarf können die Gruppenregeln den Teilnehmern vor der ersten Teilnahme zusammen mit dem »Informationsblatt für die Teilnahme am D-MKT« mitgegeben werden und vonseiten der Therapeuten von Zeit zu Zeit (z. B. wenn ein neuer Patient hinzukommt) zu Beginn einer Sitzung wiederholt werden.

Nachbereitungsbögen. Für jedes Modul steht ein Nachbereitungsbogen zur Verfügung (s. Anhang und Online-Material). In den Nachbereitungsbögen sind die wesentlichen Inhalte der jeweiligen Trainingseinheit zusammengefasst. So brauchen die Teilnehmer während der Sitzung nicht mitzuschreiben und können sich auf die aktive Teilnahme am Training konzentrieren. Nach der Sitzung ermöglichen die Bögen, das Gelernte zu rekapitulieren oder bei verpassten Modulen die wesentlichen Inhalte nachzuarbeiten. Darüber hinaus beinhalten die Nachbereitungsbögen eine Fülle von Aufgaben, die nach der Sitzung erledigt werden können. Diese dienen vor allem dazu, die Inhalte des Trainings auf die individuelle Symptomatik zu übertragen und anzuwenden. Dabei handelt es sich um eine eklektische Zusammenstellung von Übungen, welche sich inhaltlich an dem jeweiligen Modul orientieren. Am Ende eines jeden Nachbereitungsbogens werden die zentralen Lernziele zusammengefasst. Des Weiteren gibt es ein Feld für offene Fragen, Probleme, die aufgetaucht sind, oder Erfahrungen, über die die Patienten in der nächsten Sitzung berichten möchten.

Aufgrund der Vielzahl von Übungen zu jedem Modul sollten einige generelle Hinweise beachtet werden (spezifische Hinweise sind jeweils separat bei den einzelnen Modulen zu finden):

▶ **Anzahl der zu bearbeitenden Übungen:** Zunächst erscheint es günstig, die Teilnehmer möglichst viele der Aufgaben erledigen zu lassen. So können rechtzeitig

Fragen geklärt werden. Auf der anderen Seite kann ein Übermaß an Hausaufgaben eine Überforderung (v. a. bei sehr gewissenhaften Patienten) oder aber eine oberflächliche Bearbeitung begünstigen. Im ungünstigsten Fall bearbeiten die Teilnehmer die Aufgaben gar nicht. Um dies zu verhindern, wird davon abgeraten, alle der zur Verfügung stehenden Übungen direkt im Anschluss an die Sitzung von den Teilnehmern bearbeiten zu lassen und die Aufgabenanzahl vom Kontext und der Frequenz (z. B. ein- oder zweimal wöchentlich) abhängig zu machen. Da im (teil)stationären Kontext für die Patienten häufig auch im Rahmen anderer Therapieangebote Hausaufgaben anfallen (v. a. Einzeltherapie), hat es sich hier bewährt, die Nachbereitung auf das Lesen der allgemeinen Informationen und die Bearbeitung »einer« Aufgabe (bzw. einer Denkverzerrung) zu beschränken. Wird das D-MKT zweimal wöchentlich angeboten, kann die Nachbereitung auch auf das Lesen der Nachbereitungsbögen beschränkt werden. Die Teilnehmer sollten nach Möglichkeit beim Lesen bereits die für sie relevanten Übungen markieren, um diese zu einem späteren Zeitpunkt durchzuführen. Ist das D-MKT das einzige Therapieangebot (z. B. ambulante Gruppentherapie) und wird lediglich einmal in der Woche durchgeführt, kann durchaus zur Bearbeitung von mehreren Aufgaben (bzw. Denkverzerrungen) angeregt werden. Die nicht bearbeiteten Übungen können nach Abschluss des Trainings fertiggestellt werden. So kann das Gelernte weiter gefestigt werden.

- **Vorbereitung und Auswahl der zu bearbeitenden Übungen:** Die Teilnehmer sollten selbst die zu bearbeitende Übung aussuchen. Dabei sollten sie dazu angeleitet werden, Übungen aus dem für sie persönlich besonders relevanten Themenbereich auszuwählen. Diesen Themenbereich sollten die Teilnehmer möglichst schon in der Abschlussrunde des jeweiligen Moduls bestimmen und vor der Gruppe festlegen (s. Abschn. 3.1, »Beendigung einer Sitzung und Überspringen von Folien«). Dies hilft, die Verbindlichkeit bei der Bearbeitung der Hausaufgaben zu erhöhen.
- **Nachbesprechen der Übungen in der Sitzung:** Die Hausaufgaben werden zu Beginn der nächsten Sitzung kurz besprochen. Dies betrifft vor allem Fragen, die beim Lesen der Zusammenfassung und bei der Bearbeitung der Aufgaben aufgeworfen wurden. Die Erfahrung hat gezeigt, dass es ungünstig ist, sich lediglich nach Fragen oder Unklarheiten zu erkundigen. So entsteht schnell der Eindruck, die Hausaufgaben seien unwesentlich, und sie werden nicht mehr angefertigt. Kurze Nachfragen, ob bzw. welche Hausaufgaben genau ausgewählt wurden, können die Verbindlichkeit steigern. Eine detaillierte inhaltliche Besprechung der Übungen aller Teilnehmer kann in den Sitzungen aus Zeitgründen nicht erfolgen.

2.2.3 Wiederkehrende Trainingselemente

Allgemeine Fragen an die Teilnehmer. Auf den D-MKT-Folien werden in regelmäßigen Abständen allgemeine Fragen an die Teilnehmer gerichtet, z. B. die wiederkehrende Frage »Kennen Sie das?«, die sich zumeist an die erste Beschreibung der einzelnen

Denkverzerrungen anschließt. Dies ist wichtig, um zu beurteilen, für wen die vermittelten Informationen in welcher Weise relevant sind. Ferner kann diese allgemeine Frage dafür genutzt werden, die Gruppe zu aktivieren und alle Teilnehmer einzubinden. Entsprechend können die Therapeuten die Teilnehmer reihum bitten, zu nicken, den Kopf zu schütteln oder einfach ein Handzeichen zu geben (»Wem diese Art des Denkens bekannt vorkommt, hebt bitte die Hand.«). Im Anschluss können Teilnehmer gebeten werden, konkrete Beispiele zu nennen. Hierbei ist darauf zu achten, auch wenig aktive Teilnehmer miteinzubeziehen (Achtung: entsprechend der Gruppenregeln wird es den Teilnehmern auch zugestanden, sich nicht zu äußern, s. »Gruppenregeln« in diesem Kap.). Alternativ können auch alle Teilnehmer der Reihe nach aufgefordert werden, zu der Frage kurz Stellung zu nehmen, wobei kein Druck zur Beteiligung ausgeübt werden sollte (aus Zeitgründen lediglich bei kleineren Gruppen zu empfehlen).

Bearbeitung individueller Teilnehmerbeispiele. An unterschiedlichen Stellen im D-MKT werden die Teilnehmer um eigene Beispiele gebeten. Die Bearbeitung von individuellen Beispielen kann helfen zu beurteilen, ob die Teilnehmer die vermittelten Informationen verstanden haben und diese auf ihre individuelle Symptomatik übertragen können. Aus Zeitgründen sollte sich jedoch jeweils auf ein Beispiel beschränkt werden und auch dieses in zeitlich begrenztem Umfang besprochen werden. Es ist wichtig, zu jedem Zeitpunkt die Gesamtgruppe einzubinden und nicht nur mit einem einzelnen Teilnehmer zu arbeiten, um zu vermeiden, dass die anderen Teilnehmer »abschalten« oder aber, dass einzelne Teilnehmer sich »vorgeführt« fühlen. Zur Einbindung der Gruppe können folgende Fragen helfen: »Für wen ist dies noch eine relevante Situation?«, »Denken alle so?«, »Was würden Sie in dieser Situation denken?«, »Was wäre eine alternative Sichtweise?«. Wichtig ist ein besonders wertschätzender Umgang mit persönlichen Beispielen, selbst wenn ein Teilnehmer am Thema ein wenig »vorbeiredet«. Dies sollte beinhalten, dass sich der Therapeut für das Beispiel bedankt, aber auch einzelne Teilnehmer vor abwertenden Kommentaren anderer Teilnehmer schützt und die Gruppenregeln wahrt. Nur wenn ein wertschätzender Umgang gewährleistet ist, werden auch scheue Teilnehmer zur aktiven Mitarbeit motiviert.

Symbole. Im D-MKT werden bestimmte Symbole immer wieder verwendet.

 Einführung neuer Strategien

 Zusammenfassung am Ende in Form von Lernzielen

 Folien, die bei Zeitmangel übersprungen oder aber bei ausreichender Zeit verwendet werden können

3 Durchführung des Gruppentrainings

3.1 Genereller Ablauf der Sitzungen

Vor der ersten Gruppenteilnahme
Bevor ein Patient das erste Mal die Gruppe besucht, empfehlen wir ein kurzes Vorgespräch durch einen der Gruppenleiter (ggf. telefonisch). Im Vorgespräch sind einige Fragen zur Organisation zu klären (wann, wo, was ist mitzubringen) und darüber hinaus ein kurzer Ausblick auf Struktur und Inhalt der Gruppe zu geben. Gerade im ambulanten Setting ist es hilfreich, proaktiv mögliche Erwartungsängste abzubauen (bedenken Sie als Therapeut: Möglicherweise ist dies für den Patienten der erste Kontakt mit Psychotherapie). Manchen Patienten entlastet der Hinweis, dass Informationen zu Depression präsentiert werden (»Seminarcharakter«). Der Hinweis, dass die Inhalte anhand von Übungen und Beispielen verdeutlicht werden, jeder persönliche Beitrag sehr willkommen, aber keinesfalls ein Muss ist, kann zusätzlich eine entlastende Information sein (»Sie können auch erst mal teilnehmen, indem Sie einfach nur zuhören«). Als vorbereitende Information für die Gruppenteilnahme steht außerdem das »Teilnehmerinformationsblatt zum D-MKT« (s. Anhang und Online-Material) zur Verfügung, welches den Patienten zugesendet oder ausgehändigt werden kann. In diesem Informationsblatt werden den Patienten die Hintergrundinformationen zum D-MKT gegeben. Dabei wird zum einen der Begriff »Metakognition« erklärt und zum anderen der Zusammenhang zwischen Denken, Handeln und Stimmung erläutert (Kap. 2, »Teilnehmerinformationsblatt«). Nicht zuletzt hat es sich (aufgrund der häufig bestehenden Konzentrations- und Gedächtnisprobleme bei Depression) bewährt, auf dem Deckblatt den Veranstaltungsort, die Zeit sowie die Kontaktinformationen eines Ansprechpartners zu notieren.

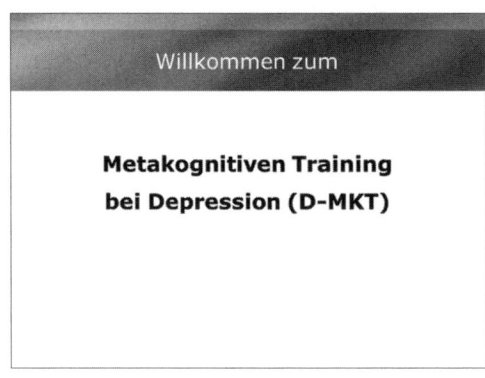

Abbildung 3.1 Einstiegsfolie

Eröffnung einer Sitzung
Nach der Begrüßung (s. Einstiegsfolie, Abb. 3.1) sollte jede Sitzung mit einer kurzen Rekapitulation der vorausgegangenen Stunde sowie der Besprechung der Nachbereitungsbögen beginnen (s. a. Abschn. 2.2.2).

Wenn ein oder mehrere neue Teilnehmer anwesend sind, erfolgt zu Beginn eine kurze Vorstellungsrunde (es sei denn, die Patienten kennen sich schon von Station, dann sollten sich lediglich die Therapeuten vorstellen).

Wenn nötig, sind die wichtigsten Gruppenregeln zu nennen und es sollte sichergestellt werden, dass die neuen Teilnehmer das Informationsblatt zum D-MKT (für beides Abschn. 2.2.2) erhalten haben. Im Anschluss erläutern die bereits erfahrenen Teilnehmer den neuen Teilnehmern kurz das Ziel und die Besonderheiten des Trainings (s. »Vorstellung des Programms für neue Teilnehmer« in diesem Kap.), bevor mit dem jeweiligen modulspezifischen Inhalt begonnen wird.

Sind keine neuen Teilnehmer im Training, kann nach der Einstiegsfolie direkt zur Folie »Trainingseinheit heute« (Abb. 3.4; Folie 3) gesprungen und das jeweilige Thema vorgestellt werden.

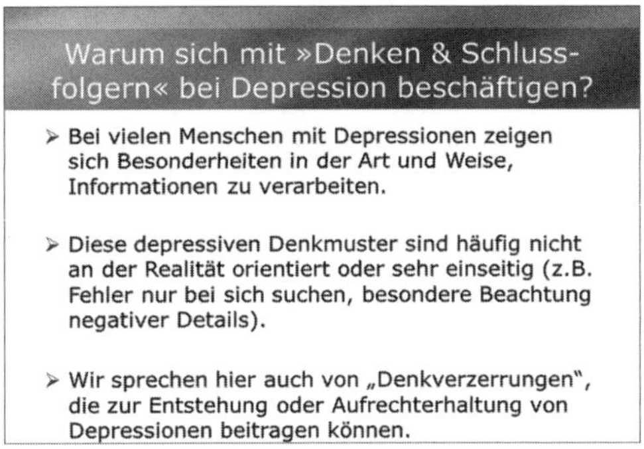

> **Warum sich mit »Denken & Schlussfolgern« bei Depression beschäftigen?**
> - Bei vielen Menschen mit Depressionen zeigen sich Besonderheiten in der Art und Weise, Informationen zu verarbeiten.
> - Diese depressiven Denkmuster sind häufig nicht an der Realität orientiert oder sehr einseitig (z.B. Fehler nur bei sich suchen, besondere Beachtung negativer Details).
> - Wir sprechen hier auch von „Denkverzerrungen", die zur Entstehung oder Aufrechterhaltung von Depressionen beitragen können.

Abbildung 3.2 Einführungsfolie zum »Denken und Schlussfolgern«

Handelt es sich um den Themenbereich »Denken und Schlussfolgern« (Module 1, 3, 5 und 7), beginnt der Einstieg ins Thema jeweils mit einer ähnlichen Überblicksfolie (Abb. 3.2), die Beispiele sind jeweils ans Modul angepasst. Die Einführung dient der Definition des Begriffs »Denkverzerrung« sowie der Vermittlung bzw. Wiederholung des Rationals für die Bearbeitung von Denkverzerrungen. Wichtig ist zu betonen, dass Studien bei vielen Menschen mit Depression Auffälligkeiten in der Informationsverarbeitung zeigen, dies jedoch nicht auf jeden einzelnen Teilnehmer zutreffen muss. Für den Begriff »Denkverzerrungen« wird häufig synonym der Begriff »Denkfehler« verwendet (Abschn. 1.3). Da das Wort »Fehler« stärker negativ konnotiert ist, ist es nach unserer Auffassung jedoch günstiger von »Denkverzerrungen« zu sprechen sowie vom »hilfreichen/realistischen« und »wenig hilfreichen/unrealistischen« anstelle vom »richtigen« oder »falschen« Denken. Wenn über mehrere Module kein neuer Patient zur Gruppe hinzugekommen ist, kann die Einleitung kurz gehalten werden, wobei im Zweifel Wiederholungen angebracht sind. Die Einleitung kann bei Bedarf mit kurzen modulspezifischen Beispielen erläutert werden.

> **Schwierige Frage von Teilnehmern zu Abbildung 3.2:**
> **Teilnehmerfrage:** »Auf der Folie steht, ›depressive Denkmuster sind nicht an der Realität orientiert‹. Soll das heißen, ich leide unter einer Psychose?«
> **Mögliche Antwort der Therapeuten:** »Nein, mit dieser Formulierung sind nicht Psychosen oder Wahnvorstellungen gemeint. Wenn Sie sich auf der Folie das Beispiel in Klammern anschauen, ist es aber tatsächlich nicht besonders wahrscheinlich oder realistisch, dass an allen ungünstig verlaufenden Situationen immer Sie allein schuld sind. Das kann auch mal zutreffen, aber es können auch andere Personen oder auch äußere Umstände am Zustandekommen einer Situation

> beteiligt sein. Meist ist es ein Zusammenspiel dieser drei Faktoren. Hier also den Blick für alternative Möglichkeiten zu schärfen, um damit der ›Wirklichkeit‹ ein Stückchen näher zu kommen, ist das Ziel des heutigen Moduls.«

Vorstellung des Programms für neue Teilnehmer
Durch die offene Struktur des D-MKTs können neue Teilnehmer jederzeit in das Training einsteigen. Sind neue Teilnehmer anwesend, sollte zunächst die Bedeutung des Wortes Metakognition erläutert werden, welches bereits in der Einstiegsfolie im Trainingsnamen aufgeführt wird (Abb. 3.1). Dabei werden die bereits erfahrenen Gruppenteilnehmer gebeten, den neuen Teilnehmern das Wort zu erklären. Anschließend kann der Therapeut die Aussagen bestätigen, ergänzen oder noch einmal in anderen Worten zusammenfassen. Dies kann in einfachen Worten mit Unterstützung der nachfolgenden Folie geschehen (Abb. 3.3).

> »Meta« ist das griechische Wort für »oberhalb/über«. »Kognition« kann als »Denken« übersetzt werden und beinhaltet höhere geistige Prozesse wie Aufmerksamkeit, Gedächtnis und Planen. Zusammengesetzt ergibt sich die vereinfachte Übersetzung ›das Denken über das Denken‹. Das bedeutet, im Metakognitiven Training schauen wir uns mit einem gewissen Abstand, sozusagen aus einer »Satellitenposition«, Denkvorgänge an, um danach über diese ins Gespräch zu kommen. Es stehen vor allem solche Denkmuster im Zentrum, die bei der Entstehung und Aufrechterhaltung von Depression eine Rolle spielen.

Auf der Folie »Satellitenposition« (Abb. 3.3) werden Depressionen mit dem Bild einer Schlechtwetter- oder Regenfront dargestellt, die mit Abstand betrachtet wird.

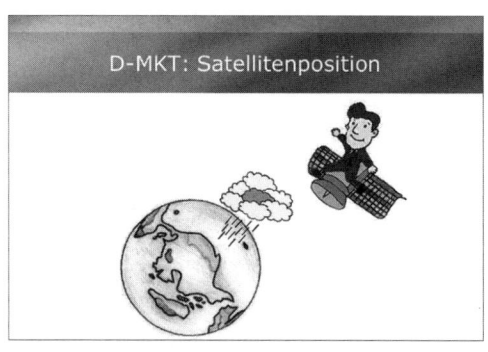

Abbildung 3.3 Satellitenposition

Dieser Abstand hilft, einen besseren Blick dafür zu bekommen, was in der Depression passiert, um so besser mit ihr umgehen zu können. Anders ausgedrückt besteht das Ziel des Metakognitiven Trainings darin, mehr über die eigenen Denkvorgänge zu erfahren sowie Möglichkeiten zu erkennen und Strategien zu trainieren, die diese Denkvorgänge beeinflussen können und somit wirkungsvoll zur Problembewältigung genutzt werden können.

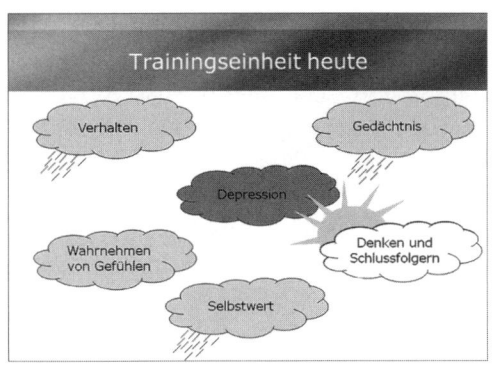

Abbildung 3.4 D-MKT-Themen

Auf der nächsten Folie, »Trainingseinheit heute« (Abb. 3.4), werden die inhaltlichen Schwerpunkte des D-MKTs vorgestellt.

Das übergreifende Thema ist die Depression, welche durch eine dunkle Wolke in der Mitte der Folie repräsentiert wird. Die spezifischen Themenbereiche werden jeweils durch eine weitere (etwas weniger dunkle) Wolke dargestellt und stehen jeweils für ein D-MKT-Thema. Das Thema »Denken und Schlussfolgern« wird in jedem zweiten D-MKT-Modul wieder aufgegriffen (Module 1, 3, 5 und 7), sodass sich das D-MKT auf insgesamt acht Sitzungen erstreckt. Der Themenbereich, der in dem jeweiligen Modul im Vordergrund steht, wird durch eine helle Wolke mit einer Sonne dahinter dargestellt.

Nicht jeder Themenbereich ist für jeden Teilnehmer gleich bedeutsam. Insgesamt handelt es sich um Themen, welche nach heutigem Kenntnisstand für die Entstehung und Aufrechterhaltung von Depression relevant sind. Inwiefern diese jedoch bei jedem einzelnen Teilnehmer eine Rolle spielen, ist sehr unterschiedlich. Wahrscheinlich finden sich Teilnehmer in einigen Themenbereichen stärker wieder als in anderen. In den für sie weniger zentralen Themenbereichen sind diese Teilnehmer dann eine große Hilfe für die Gruppe bei der Erarbeitung und Anwendung hilfreicher Bewertungen und funktionaler Strategien. Hier können sie die übrigen Gruppenmitglieder unterstützen und in anderen Bereichen wiederum von ihren Mitpatienten profitieren.

Beendigung einer Sitzung und Überspringen von Folien
Jede Trainingssitzung endet mit einer zusammenfassenden Folie der Lernziele. Auch wenn vorher aus zeitlichen Gründen nicht alle Folien oder Aufgaben bearbeitet werden konnten, empfiehlt es sich, rechtzeitig zu dieser letzten Folie überzugehen. Im Idealfall sollte daran anschließend eine kurze Abschlussrunde durchgeführt werden. Für diese formuliert der Therapeut möglichst ein bis zwei konkrete Fragen an die Patienten. Mögliche Beispielfragen sind:
- »Was war für Sie heute am wichtigsten?«
- »Was nehmen Sie aus der heutigen Sitzung mit?«
- »Welche der heute vorgestellten Strategien möchten Sie bis zum nächsten Mal ausprobieren?«
- »Zu welcher Denkverzerrung möchten Sie eine Übung als Hausaufgabe bearbeiten?«

An dieser Stelle kann zur Entlastung der Patienten darauf hingewiesen werden, dass der erste Schritt einer möglichen Veränderung das Erkennen von Denkverzerrungen im Alltag ist. Allein für das Erkennen einer Denkverzerrung sollten Patienten daher immer positiv verstärkt werden. Zudem sollte ein nachsichtiger Umgang mit sich selbst nahegelegt werden, wenn beispielsweise die Umsetzung der gelernten Strategien nicht sofort gelingt. Patienten können in der Anfangszeit des Trainings bewusst ihre Denkvorgänge und Bewertungen beobachten, bevor sie versuchen, ihr Denken zu verändern.

Am Ende jeder Trainingseinheit erhalten die Teilnehmer eine schriftliche Zusammenfassung der behandelten Inhalte zur jeweiligen Sitzung (Abschn. 2.2.2, »Nachbereitungsbögen«) mit Hausaufgaben zur Vertiefung des Gelernten und zur Unterstützung des Transfers in den Alltag.

3.2 Modul 1: Denken und Schlussfolgern 1

> **Übersicht**
>
> **Schwerpunkte**
> Identifikation und Modifikation von
> (1) selektiver Wahrnehmung und Überbetonung negativer Aspekte einer Gesamtsituation (geistiger Filter)
> (2) übertriebener Verallgemeinerung (einzelner) negativer Erfahrungen

Ziele
In diesem Modul werden zwei depressionstypische Denkverzerrungen, »geistiger Filter« und »übertriebene Verallgemeinerung«, anhand von Beispielen vorgestellt. Dabei soll verdeutlicht werden, dass diese Denkweisen nicht an der Realität orientiert sind (einseitig, unrealistisch) und häufig negative Konsequenzen für Selbstwert, Stimmung und Verhalten haben. Um den negativen Konsequenzen aktiv entgegenzuwirken, werden im Modul konkrete Strategien vermittelt.

Das primäre Ziel des Moduls besteht darin, die Patienten dazu zu befähigen, ihre eigenen Denkverzerrungen (hier »geistiger Filter« und »übertriebene Verallgemeinerung«) als solche zu identifizieren und in einem zweiten Schritt zu modifizieren.

Modul- und Aufgabenbeschreibung
Modul 1 (analog zu 3, 5 und 7) beginnt mit einer kurzen allgemeinen Einleitung zum Thema »Denken und Schlussfolgern« (s. Abschn. 3.1, »Eröffnung einer Sitzung«). An die allgemeine Einleitung schließt sich der spezifische Inhalt des Moduls an.
Geistiger Filter. Zunächst wird die Definition der Denkverzerrung »geistiger Filter« in der Gruppe erarbeitet und anschließend von den Therapeuten mit Hilfe der auf den Folien abgedruckten Informationen ergänzt (9–11). Erfahrungsgemäß empfiehlt es sich, nach der Begriffsklärung bereits nach der Relevanz der Denkverzerrung für die einzelnen Teilnehmer sowie nach individuellen Beispielen zu fragen (»Kennen Sie das?« (Folie 12), s. a. Abschn. 2.2.3, »Allgemeine Fragen an die Teilnehmer«). Auf die

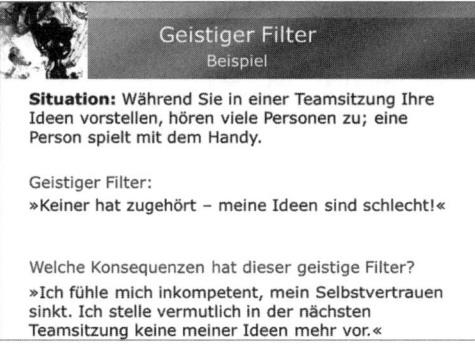

Abbildung 3.5 Beispiel zu geistigem Filter

genannten Beispiele kann später gut zurückgegriffen werden. Bei Bedarf kann der Therapeut ein Beispiel zur Veranschaulichung der Denkverzerrung geben: »Stellen Sie sich vor, dass neun von zehn Dingen gut geklappt haben – also lediglich eine Sache von zehn nicht. Im Falle eines geistigen Filters wird nur die Sache, die schiefging, betrachtet.«

Auf den Folien 13–22 folgt ein Beispiel aus dem Berufsalltag (Abb. 3.5).

Anhand einer konkreten Situation (z. B. »Während Sie in einer Teamsitzung Ihre Ideen vorstellen, hören viele Personen zu; eine Person spielt mit dem Handy.«) werden die Patienten gebeten, zunächst eine typische Bewertung im Sinne des geistigen Filters zu nennen (z. B. »Keiner hat zugehört – meine Ideen sind schlecht!«). Unter Anleitung des Therapeuten werden anschließend die Konsequenzen (für Stimmung, Selbstwert, Verhalten) der Bewertung herausgearbeitet und die Denkverzerrung einer Realitätsprüfung unterzogen. Anschließend werden die Teilnehmer aufgefordert, eine alternative, hilfreichere Bewertung der Situation zu überlegen (z. B. »Einige Leute haben inhaltliche Fragen gestellt, sie müssen also zugehört haben.«, »Nicht jedem können meine Ideen gefallen.«, »Diese Kollegin spielt häufig in Teamsitzungen mit ihrem Handy.«) und wiederum die Konsequenzen (für Stimmung, Selbstwert, Verhalten) zu nennen.

Bei der Erläuterung des Beispiels sollte deutlich werden, wie entscheidend die persönliche Bewertung der Situation (und weniger die Situation selbst) für die eigene Stimmung und sogar für zukünftiges Handeln ist. Dabei kann es äußerst hilfreich sein, wenn einzelne Patienten beanstanden, das genannte Beispiel sei »nicht zeitgemäß« oder »veraltet« (z. B. »Bei uns in der Firma ist es üblich, in Besprechungen E-Mails auf dem Smartphone zu checken. Das würde mich nicht runterziehen.«). Die Therapeuten können einen derartigen Kommentar nutzen, um noch einmal den Zusammenhang zwischen Gedanken und Gefühlen zu erläutern (Gedanke: »Hantiert mit dem Handy, weil ich sie langweile.« vs. Gedanke: »Hantiert mit dem Handy, weil das üblich ist.«). Bei Bedarf kann das Beispiel auch leicht modifiziert werden (»Während Sie in einer Teamsitzung Ihre Ideen vorstellen, hören viele Personen zu; eine Person gähnt.«).

In Abhängigkeit des Kontextes, in dem das Training durchgeführt wird (ambulant vs. stationär), hat es sich bewährt, bereits mit der Einführung des Beispiels zu klären, für welche Patienten die beschriebene berufliche Situation (»Während einer Teamsitzung Ideen präsentieren«) von Relevanz ist. Sollte eine berufliche Gruppensituation, wie die im Beispiel genannte Teamsitzung, aktuell für die meisten Teilnehmer wenig bedeutsam sein (z. B. da nicht berufstätig), kann das Beispiel auch auf eine andere, aktuell passendere Gruppensituation übertragen werden (z. B. »Ich schildere in einer Gruppentherapiesitzung ein Problem und ein Mitpatient spielt mit dem Handy.«).

Entsprechend können auch hier die Bewertungen im Sinne eines »geistigen Filters« (z. B. »Keiner hat zugehört – meine Probleme interessieren niemanden!«) und einer alternativen, hilfreicheren Bewertung erarbeitet werden (z. B. »Eine Person hat eine Frage gestellt und einige haben verständnisvoll genickt. Nur eine Person hat sich mit dem Handy beschäftigt.«).

Im Anschluss an das vorgegebene Beispiel können im nächsten Schritt auch alternative, hilfreichere Bewertungen für mögliche Teilnehmerbeispiele erarbeitet werden (Folien 23–24). Eigenen Beispielen ist nach Möglichkeit immer ausreichend Zeit einzuräumen, da die Teilnehmer davon am stärksten profitieren. Werden keine Beispiele von den Teilnehmern genannt, kann auch auf die zu Beginn der Sitzung erfragten Beispiele zum Thema »geistiger Filter« zurückgegriffen werden.

Übertriebene Verallgemeinerung. Es folgt die Einführung der zweiten Denkverzerrung »übertriebene Verallgemeinerung« nach dem gleichen Vorgehen (Folien 25–27).

Zunächst wird der Begriff eingeführt und die Teilnehmer werden gefragt, ob ihnen diese Denkweise bekannt ist. Es hat sich bewährt, auch hier nach möglichst konkreten Beispielen zu fragen, auf die später wieder zurückgegriffen werden kann. Es folgt zur weiteren Vertiefung die Bearbeitung des Beispiels »Sie haben ein Fremdwort falsch benutzt« (Abb. 3.6).

Abbildung 3.6 Beispiel zu übertriebener Verallgemeinerung

Ereignis	Übertriebene Verallgemeinerung / Hilfreicher Umgang
Sie haben ein Fremdwort falsch benutzt.	»Ich bin dumm, nie mache ich etwas richtig!« »Ein Wort falsch zu benutzen hat nichts mit meiner Intelligenz zu tun, das kann jedem passieren.«

Auch hier werden die Teilnehmer zunächst gebeten, eine Bewertung entsprechend der Denkverzerrung zu geben, bevor gemeinsam eine hilfreiche Bewertung diskutiert wird (Folien 28–30). Abschließend können wieder eigene Beispiele der Teilnehmer zu der Denkverzerrung besprochen werden (Folie 31).

Bewältigungsstrategien

Der zweite Teil der Sitzung widmet sich folgenden Bewältigungsstrategien: konkrete Aussagen im Hier und Heute, Perspektivwechsel und bewusste Übertreibung. Diese werden vorgestellt und anhand von Beispielen geübt (Folien 32–48). Bevor damit begonnen wird, können die Patienten gefragt werden, ob sie bereits über hilfreiche Strategien zur Veränderung ihrer Denkweise verfügen (Folie 33). Ergänzend können diejenigen Teilnehmer, auf die die im Modul besprochenen Denkverzerrungen nicht zutreffen, gefragt werden, wie sie zu ihren hilfreichen Bewertungen kommen (zur Förderung von Ressourcenaktivierung und Kompetenzerleben). Im Idealfall entsteht am Ende eine Sammlung aus Strategien der Patienten und vorgestellten Strategien, mit denen den zuvor eingeführten Denkverzerrungen aktiv entgegengewirkt werden kann.

Konkrete Aussagen im Hier und Heute. Patienten werden angeleitet, anstatt von Einzelsituationen auf die Vergangenheit und/oder Zukunft zu verallgemeinern (»Einmal Versager, immer Versager«, entsprechend konkrete, situationsgebundene Aussagen zu üben (»Heute ist mir eine bestimmte Sache misslungen«) und anstelle von

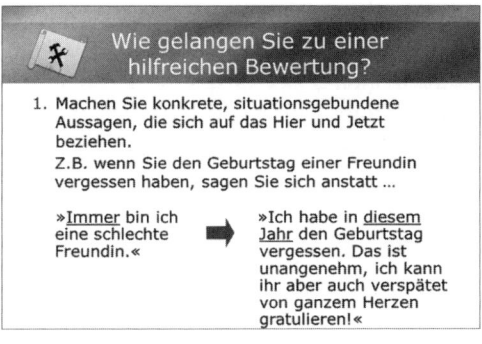

Abbildung 3.7 Beispiel für die Strategie »Im Hier und Heute bleiben«

Wörtern wie »nie« oder »immer«, die eine übertriebene Verallgemeinerung fördern, mit ihren Aussagen und Bewertungen im Hier und Heute zu bleiben (Abb. 3.7, Folien 34–36).

Perspektivwechsel. Eine Lockerung von starren und automatisierten Bewertungsstrukturen kann auch durch einen Perspektivwechsel vorgenommen werden (Folien 37–44). Dies kann durch folgende Fragen unterstützt werden: »Denken alle so wie ich?«, »Wie würden andere Personen (oder eine bestimmte Person XY) die Situation bewerten?«. Auch die Frage »Was würde ich einem guten Freund sagen, wenn er an meiner Stelle wäre?« kann helfen, einen Perspektivwechsel vorzunehmen. Mit der Frage soll verdeutlicht werden, dass Menschen mit Depression häufig dazu neigen, mit anderen nachsichtiger zu sein als mit sich selbst. Mit dem Umweg über den Perspektivwechsel wird darauf abgezielt, langfristig eine wohlwollendere Haltung gegenüber sich selbst zu entwickeln. Dabei werden bestehende Ressourcen aktiviert, die bei den meisten Teilnehmern in der Regel vorhanden sind (Mitgefühl/Nachsicht mit nahestehenden Personen, konstruktiver Umgang mit Rückschlägen etc.).

Bewusste Übertreibung. Als zusätzliche Strategie wird eine Methode der paradoxen Intervention – die bewusste Übertreibung – vorgestellt (Folie 46). Sie zielt darauf ab, durch eine absichtliche Übersteigerung der negativen Denkverzerrung über einen humorvollen Umgang mit der eigenen Denkverzerrung eine distanzschaffende Metakognition zu entwickeln. Auf Folie 47 und 48 wird dies mit Hilfe eines Beispiels verdeutlicht. Dort wird gemeinsam mit den Patienten für die durch einen selbstgebastelten, missratenen Strohstern ausgelöste dysfunktionale Bewertung »Ich bin eine Niete, nichts kann ich richtig. Das Weihnachtsfest ist ruiniert« eine bewusste Übertreibung gesucht. Folgende Übersteigerung wird vorgeschlagen: »Ein Bekannter entdeckt den missratenen Strohstern. Er ist begeistert von dem kreativen Umgang mit »traditionellem Brauchtum«, er bittet Sie um eine Serienproduktion. Ihre Strohsterne kommen in Mode und ganz Deutschland ist mit den missratenen Strohsternen geschmückt.«

Aber nicht jede Strategie passt für jeden Teilnehmer und jede Situation. Beispielsweise bewerten viele Patienten den Perspektivwechsel als sehr hilfreich, die bewusste Übertreibung wird jedoch häufig für weniger emotional aufgeladene Situationen ausgewählt. Den Teilnehmern ist ferner zu vermitteln, zunächst maximal ein bis zwei Strategien auszuwählen (Kap. 2, »Nachbereitungsbögen«), um diese im Alltag zu erproben. Am Ende der Sitzung werden die wichtigsten Inhalte auf den Folien »Lernziele« zusammengefasst (Folien 49–54).

Allgemeine Empfehlungen
Es soll nicht Ziel der Teilnehmer sein, alle der vorgestellten Strategien innerhalb kurzer Zeit umzusetzen, sondern vielmehr einige der Strategien gezielt auszuprobieren und zu üben. Dieser Hinweis soll einem Frustrationserlebnis infolge von Überforderung entgegenwirken. Es ist zielführender, eine Strategie intensiv zu üben und zu internalisieren, als viele Strategien einmalig oder halbherzig umzusetzen. Ein weiterer wichtiger Hinweis, der wiederholt gegeben werden kann, ist, dass Veränderungen oft mühsam sind und Übung benötigen (»Übung macht den Meister«). Das gilt auch (und insbesondere) für Veränderungen beim Denken (Analogie: »Eine Fremdsprache erlernen – erst mal mühsam und theoretisch, mit Übung und Anwendung im Alltag dann immer flüssiger und leichter«). Ein erster wichtiger Schritt ist es, die Denkverzerrungen im Alltag zu erkennen!

Spezifische Durchführungshinweise
Bei der Bearbeitung der vorgegebenen Beispiele werden konkrete »Lösungssätze« auf den Folien bereitgestellt. Diese vorgegebenen Sätze verführen unerfahrene Therapeuten häufig dazu, diese als einzig richtige oder optimale Lösung zu betrachten. Dies ist nicht so. Häufig kommen die Teilnehmer auf andere gute (und vielleicht sogar bessere) Lösungsvorschläge. Bedenken Sie daher immer: Es geht in dem Training auch darum, den Patienten positive Erfahrungen zu ermöglichen und ihre Selbstwirksamkeit zu stärken. Sparen Sie daher auch an dieser Stelle nicht an Lob für alternative Lösungsvorschläge. Wenn Ihnen eine Lösung passender erscheint (als die auf den Folien), dann benennen Sie dies auch so!

> **Schwierige Fragen von Teilnehmern**
> **Teilnehmerfrage:** »Was hat ›übertriebene Verallgemeinerung‹ mit einem Hamsterrad zu tun?« (Modul 1, Folien 25–31).
> **Mögliche Antwort der Therapeuten:** »Übertriebene Verallgemeinerung« bezeichnet die Denkverzerrung, bei der ein einzelnes negatives Ereignis als Teil einer andauernden Misserfolgsserie angesehen wird. Mit dem Bild eines Hamsterrades soll verdeutlicht werden, dass Betroffene häufig beschreiben, wie schwer es ist, aus dieser scheinbar endlosen Serie auszusteigen. Das Hamsterrad soll also diese scheinbar nicht enden wollende Serie veranschaulichen, aus der Sie – wie der Hamster aus seinem Rad – tatsächlich aber jederzeit aussteigen können, wie in den folgenden Folien zu sehen ist.

Hinweise zu den Nachbereitungsbögen
In den Nachbereitungsbögen (s. Anhang, NB 1) werden die im Modul vermittelten Inhalte anhand von spezifischen Beispielen präsentiert. Dabei werden die Patienten zusätzlich angeleitet, für die beiden Denkverzerrungen »geistiger Filter« und »übertriebene Verallgemeinerung« eigene Beispiele zu finden und diese entsprechend zu modifizieren. Die im Modul eingeführten Strategien (konkrete Aussagen im Hier und

Heute, Perspektivwechsel, bewusste Übertreibung) werden anhand der Denkverzerrung »übertriebene Verallgemeinerung« exemplarisch vertieft. Abschließend werden die Patienten angeleitet, sich für die Anwendung neuer Denkweisen zu belohnen. Zum leichteren Verständnis sind die Übungen beispielhaft ausgefüllt. Um einer Überforderung oder oberflächlichen Bearbeitung vorzubeugen, können die Patienten gebeten werden, entweder die Übung zur Denkverzerrung »geistiger Filter« oder »übertriebene Verallgemeinerung« zu bearbeiten.

3.3 Modul 2: Gedächtnis

Übersicht

Schwerpunkte
(1) Normalisieren und Erklären (subjektiver) Gedächtnis- und Konzentrationsprobleme im Zusammenhang mit Depression; Vermittlung unterstützender Strategien
(2) Sensibilisierung für Verzerrungen beim Erinnern (stimmungskongruentes Erinnern, erhöhte Wahrscheinlichkeit negativ gefärbter »Fehlerinnerungen«)

Ziele
In dieser Trainingseinheit werden die häufig als beeinträchtigend und beängstigend wahrgenommenen Gedächtnis- und Konzentrationsprobleme im Rahmen von Depression als vorübergehende Symptome eingeführt, Erklärungen über deren Zustandekommen geliefert und damit entpathologisiert. Somit zielt das Modul darauf ab, über die Vermittlung von Informationen den Leidensdruck (z. B. durch die Angst, an einer fortschreitenden Gedächtnisstörung erkrankt zu sein) zu lindern. Darüber hinaus werden die Patienten durch Demonstrationen und Aufgaben dazu angeregt, über die Subjektivität des Gedächtnisses zu reflektieren: Unser Gedächtnis arbeitet konstruktiv und nicht passiv, wie etwa eine Videokamera. In diesem Zusammenhang werden Bedeutung und Konsequenzen von stimmungskongruentem (d.h. in der Depression negativ getöntem) Erinnern und von Fehlerinnerungen vermittelt (selektiv negative Erinnerungen und Fehlerinnerungen werden als zusätzliche »Beweise« im Sinne einer depressiven Verarbeitung herangezogen). Im Rahmen der Einführung des »False-Memory-Effekts« wird den Patienten anhand von Übungen verdeutlicht, dass falsche Erinnerungen u. a. besonders häufig in sich stark ähnelnden Situationen mit hoher Vertrautheit auftreten. In Situationen dieser Art ist es daher wichtig, die erste Einschätzung kritisch zu überprüfen. Schließlich werden konkrete Strategien vorgestellt und diskutiert, die zu einer Entlastung des Gedächtnisses, speziell während depressiver Phasen, eingesetzt werden können (»Was hilft bei Gedächtnisproblemen im Alltag?«, z. B. Ordnung, Struktur, Notizbuch).

Modul- und Aufgabenbeschreibung

Gedächtnis- und Konzentrationsprobleme. Die Trainingseinheit beginnt mit der einführenden Frage, warum es sinnvoll sein könnte, sich im Zusammenhang mit Depression mit dem Thema »Gedächtnis« zu beschäftigen. Es wird zunächst erläutert, dass Konzentrations- und Gedächtnisprobleme bei Depression sehr häufig vorkommen und Konzentrationsstörungen sogar ein Diagnosekriterium der Depression darstellen (Folien 6–7). An dieser Stelle ist es hilfreich, mögliche Konzentrations- und Gedächtnisprobleme der Teilnehmer im Rahmen ihrer Depression genauer zu erfragen. Als einführende Frage hat sich ein einfaches »Kennen Sie das?« bewährt. Anschließend kann genauer exploriert werden, um im Verlauf des Moduls immer wieder die individuellen Beispiele der jeweiligen Gruppenteilnehmer miteinbeziehen zu können.

Mögliche weiterführende Fragen sind:
- »Gibt es bestimmte Dinge, auf die Sie sich aktuell gar nicht oder schwerer konzentrieren können? Worum handelt es sich dabei? Zum Beispiel Fernsehen, Bücher, Gespräche?«
- »Wie lange können Sie sich konzentrieren? Können Sie einen ganzen Spielfilm schauen oder eine kürzere Serie?«
- »Gibt es bestimmte Dinge, die Sie häufiger suchen müssen oder verlegen? Worum handelt es sich dabei? Zum Beispiel Schlüssel, Portemonnaie?«
- »Kommt es wiederholt vor, dass Sie etwas vergessen? Worum handelt es sich dabei? Zum Beispiel eine Verabredung oder etwas vom Einkaufzettel?«
- »Ist Ihre Vergesslichkeit auch bereits Angehörigen oder Freunden aufgefallen? Haben diese Ihnen das rückgemeldet?«
- »Wie haben Sie sich die Schwierigkeiten erklärt? Was war Ihre Befürchtung? Haben Sie z. B. Angst gehabt, dement zu werden?«

Diese Fragen sind lediglich als Anregung gedacht, damit die Gruppe über das Thema ins Gespräch kommt. Es ist in keinem Fall nötig alle Fragen zu stellen. Es hat sich bewährt, vor allem die damit einhergehenden Befürchtungen zu thematisieren, um diese später wieder aufgreifen zu können (z. B. die Angst, dement zu werden).

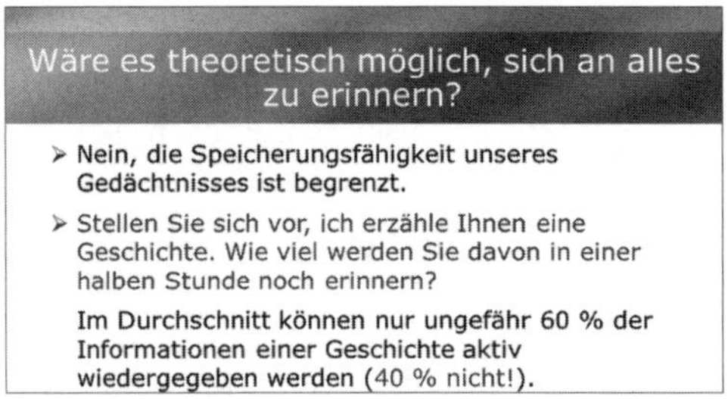

> **Wäre es theoretisch möglich, sich an alles zu erinnern?**
> - Nein, die Speicherungsfähigkeit unseres Gedächtnisses ist begrenzt.
> - Stellen Sie sich vor, ich erzähle Ihnen eine Geschichte. Wie viel werden Sie davon in einer halben Stunde noch erinnern?
>   Im Durchschnitt können nur ungefähr 60 % der Informationen einer Geschichte aktiv wiedergegeben werden (40 % nicht!).

Abbildung 3.8 Einführung begrenzter Speicherfähigkeit des Gedächtnisses

Begrenzte Speicherfähigkeit. Die nachfolgende Informationsvermittlung zum Thema »begrenzte Speicherfähigkeit« des menschlichen Gedächtnisses wird zum einen mit der Frage »Wäre es theoretisch möglich, sich an alles zu erinnern?« und zum anderen mit dem Gedankenexperiment »Stellen Sie sich vor, ich erzähle Ihnen eine Geschichte. Wie viel werden Sie davon in einer halben Stunde noch erinnern?« eingeleitet (Abb. 3.8, Folien 8–11).

Extreme Unter- oder Überschätzungen sind bei depressiven Patienten eher selten, es ist aber grundlegend wichtig, Patienten über die Grenzen des Gedächtnisses (unabhängig von dem Vorliegen einer Depression!) zu informieren, um der dysfunktionalen Metakognition »Ich muss mich an alles erinnern können!« entgegenzuwirken. Anschließend werden Vor- und Nachteile der begrenzten Speicherfähigkeit mit den Teilnehmern erarbeitet (z. B. »Wir werden nicht mit unnützen Informationen belastet« vs. »Auch wichtige Informationen gehen verloren«, Folien 13–16).

False-Memory-Effekt. Folie 17 schließt mit der Ankündigung einer Erinnerungsübung. Dabei werden die Teilnehmer in der Aufgabenbeschreibung (Folie 18) gebeten, komplexe Szenen genau zu betrachten, um sich im Anschluss an möglichst viele Details erinnern zu können.

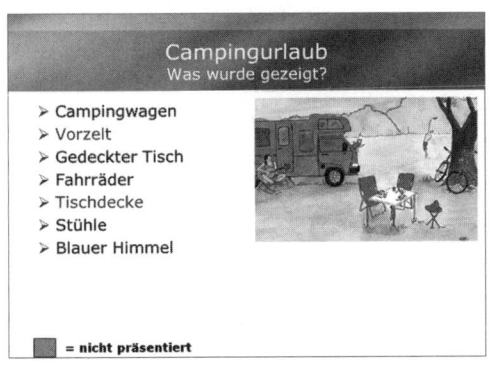

Abbildung 3.9 Übung zum False-Memory-Effekt

Ziel dieser Übung ist es, die Teilnehmer mit dem False-Memory-Effekt vertraut zu machen, ihnen zu zeigen, dass Fehlerinnerungen künstlich erzeugt werden können. Als Eingangsbeispiel wird dafür eine typische Campingszene mit vielen Einzelheiten (z. B. gedeckter Tisch, Fahrräder) für ca. 10–20 Sekunden präsentiert (Vorgabezeit abhängig vom Leistungsniveau der Gruppe; Folie 19). Andere Details, die man ebenso in einer solchen Szene vermuten würde (Vorzelt, Tischdecke), sind auf dem Bild nicht dargestellt. Die Teilnehmer werden zunächst aufgefordert, das Bild genau zu betrachten. Im Anschluss sollen sie für jedes in einer Liste dargestellte Detail entscheiden, ob es auf dem zuvor präsentierten Bild enthalten war oder nicht (»Was wurde gezeigt?«; Folie 20, Abb. 3.9). Auf der nächsten Folie erfolgt die Auflösung (Folie 21).

An dieser Stelle werden viele Patienten feststellen, dass sie sich fälschlicherweise ein Vorzelt oder eine Tischdecke gemerkt haben: eine sogenannte Fehlerinnerung. Es folgt ein weiteres Bild bei gleichem Vorgehen (Folien 22–24). Auf dem zweiten Bild sind ein Ritter, eine Prinzessin und ein Drache abgebildet. Dabei wird häufig irrtümlich erinnert, dass der Ritter ein Schwert (statt einer Lanze) trägt und der Drache Feuer spuckt (obwohl aus seinem Mund lediglich Blut tropft). Auf den nächsten Folien (25–28) wird das Phänomen erklärt und auch dessen Funktionalität herausgestellt (meistens hat unser Gedächtnis ja recht damit, wenn es Details »logisch« ergänzt). Im Folgenden (Folien 29–30) werden typische Alltagssituationen vorgestellt, in denen Fehlerinnerungen auftreten können (z. B. Kindheitserinnerungen, sich ähnelnde Situationen; Abb. 3.10).

Um der Entstehung einer möglichen neuen dysfunktionalen Metakognition vorzubeugen (»Ich kann meinen Erinnerungen nicht trauen«), wird die inhaltliche Einheit zu Fehlerinnerungen mit der Folie »Heißt das, ich kann meiner Erinnerung nicht mehr

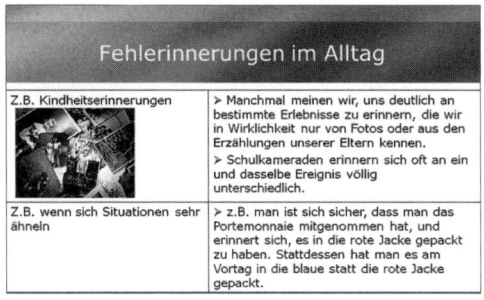

Abbildung 3.10 Alltagssituationen mit Beispielen, in denen Fehlerinnerungen leicht auftreten

trauen?« abgerundet (Folien 31–33). Hier wird hervorgehoben, dass Fehlerinnerungen ein normales Phänomen sind und alle Menschen betreffen. Es ist zentral zu vermitteln, dass man sich nicht vorschnell festlegen sollte (ähnlich dem Modul 7 zum voreiligen Schlussfolgern, Abschn. 3.8).

Zusammenhang zwischen Konzentration und Gedächtnis. Der nächste inhaltliche Abschnitt von Modul 2 zum Zusammenhang zwischen Konzentration und Gedächtnis wird kurz mit der Frage »Warum können Personen mit Konzentrationsproblemen sich Informationen schlechter merken?« eingeleitet. Um diese Frage zu beantworten, werden die Patienten eingeladen, sich an einer kurzen »Rechenaufgabe« zu beteiligen. Diese Rechenaufgabe ist von dem Therapeuten laut vorzulesen (Folie 36).

> Ein Busfahrer fährt morgens mit seinem Bus los, der zunächst leer ist. An der ersten Station steigen 5 Personen ein. An der nächsten Station steigen 4 weitere Personen ein und 2 Personen aus. Beim nächsten Halt steigt 1 Fahrgast ein. An der nächsten Station steigen wieder 6 Personen dazu. An der folgenden Station steigen 8 Fahrgäste aus und 3 dazu. Dann steigen beim nächsten Halt wieder 2 Personen aus.

Um den Effekt der Übung noch etwas zu steigern, kann auch noch vor dem Wechsel zur nächsten Folie gefragt werden »Sind Sie soweit?« und die Folie gegebenenfalls noch etwas länger präsentiert werden. In der Regel zur Überraschung der Teilnehmer wird im Anschluss aber nicht nach der Anzahl der Fahrgäste im Bus, sondern nach der Anzahl der Haltestellen gefragt. Dies zu beantworten wäre für alle Teilnehmer offensichtlich ein Leichtes, ist in der Regel jedoch keinem Teilnehmer möglich, schlichtweg, weil die Aufmerksamkeit nicht auf diesen Aspekt gerichtet wurde. Diese »Irritation« der Patienten hilft auf einfache Weise, den Zusammenhang zwischen Konzentration (bzw. Aufmerksamkeit) und Gedächtnis zu vermitteln und damit auch die Ursache für die von ihnen beschriebenen Gedächtnisschwierigkeiten zu erläutern: Da unsere Aufmerksamkeit begrenzt

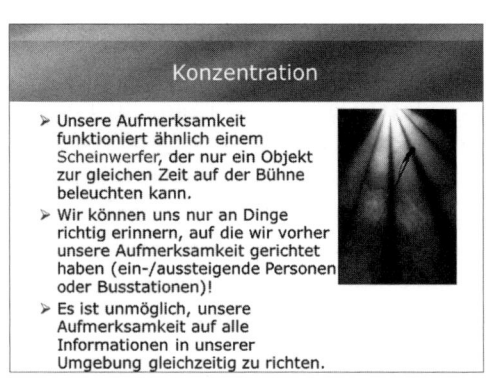

Abbildung 3.11 Psychoedukation zu Selektivität der Aufmerksamkeit

ist, können wir sie nur selektiv ausrichten. Zur Veranschaulichung wird das Bild des »Scheinwerfers« eingeführt und erläutert, dass der Scheinwerfer sich – genau wie die menschliche Aufmerksamkeit – nur auf wenige Objekte zur gleichen Zeit richten kann und alles andere im »Dunkeln« bleibt (Abb. 3.11; Folien 39–42).

Für die durchgeführte Rechenaufgabe bedeutet dies, wir können unsere Aufmerksamkeit nur auf die ein- und aussteigenden Personen *oder* auf die Haltestellen richten. Wie auf den nachfolgenden Folien erklärt, ist es in der Depression ganz ähnlich (Folien 43–45). Depression geht häufig mit starken Grübeleien oder einem Sich-Sorgen einher. Derartige innere Vorgänge beanspruchen im Falle einer Depression also die Aufmerksamkeit. Dementsprechend »fehlt« die Aufmerksamkeit an anderer Stelle; sie wird weniger auf Dinge in der Umgebung gerichtet. Folglich können diese später auch nicht oder weniger gut erinnert werden.

Angst vor Demenz. Der nächste Teil des Moduls widmet sich explizit der Befürchtung, die Gedächtnisprobleme könnten Symptome einer beginnenden Demenzerkrankung sein (Folie 46). Da zu diesem Zeitpunkt in der Trainingseinheit schon einige Informationen zum Thema Gedächtnis vermittelt wurden, kann es hilfreich sein, hier noch einmal an die zu Beginn des Moduls von den Patienten genannten Gedächtnisprobleme und die damit verbundenen Befürchtungen anzuknüpfen (z. B. »Ich könnte dement werden«). Diese Befürchtung, die viele (aber nicht alle) Betroffene beschäftigt, ist in der Regel mit einem hohen Leidensdruck verbunden. An dieser Stelle ist es wichtig, noch einmal gezielt auf die zu Beginn genannten Befürchtungen einzugehen und sie weiter zu entkräften. Den Patienten kann vermittelt werden, dass Gedächtnisprobleme bei Depression eine häufig vorübergehende Erscheinung darstellen. Sie sind weit weniger ausgeprägt als bei Demenz, wo Menschen sich praktisch nichts mehr merken können und unter Umständen die Erinnerung an ihre gesamte Biografie einbüßen. Das Bild des »Scheinwerfers« kann wieder aufgegriffen werden, um zu erklären, dass die Gedächtnisprobleme bei Depression eher mit einer verringerten Informationsaufnahme bezüglich äußerer Reize als mit »Vergessen« (entsprechend einer Demenzerkrankung) zusammenhängen. Neben dem Richten der Aufmerksamkeit auf »innere Vorgänge«, wie Grübeln und Sich-Sorgen, kann eine verminderte Informationsaufnahme auch durch eine geringe Motivation, Lustlosigkeit und/oder Antriebslosigkeit erklärt werden, die wiederum typisch für Depression sind. Letztendlich tritt im Rahmen der Depressionsbehandlung oft eine Verbesserung der Gedächtnisleistung ein.

 Wenn die Depression nachlässt, verringern sich die Gedächtnisprobleme.

Subjektive Wahrnehmung und Depression. Anschließend wird der Einfluss der Stimmung auf die Gedächtnisinhalte in den Vordergrund gerückt. Anhand einer Übung soll verdeutlicht werden, dass die menschliche Wahrnehmung individuell unterschiedlich ist und wir Dinge eher wahrnehmen, die für uns persönlich bedeutsam sind (siehe Abb. 3.12; Folien 51–53).

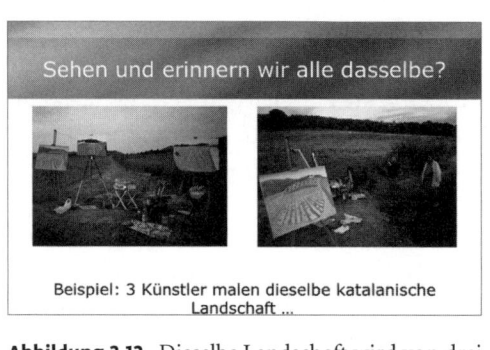

Abbildung 3.12 Dieselbe Landschaft wird von drei Künstlern gemalt

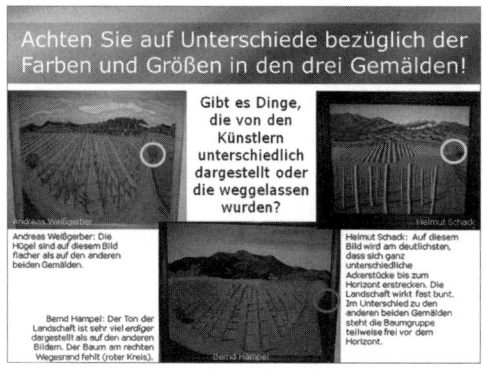

Abbildung 3.13 Demonstration zur individuellen Wahrnehmung

Zu diesem Zweck werden den Teilnehmern drei Gemälde präsentiert mit dem Auftrag, Unterschiede und Gemeinsamkeiten auf den drei Bildern zu diskutieren. In der Regel werden die Patienten recht schnell auf Unterschiede in der Perspektive, Farbgebung und Detailgenauigkeit aufmerksam. Diese können bei Bedarf noch mit den Informationen auf der darauffolgenden Folie ergänzt werden (Abb. 3.13).

Im Falle einer ausgiebigen vorangegangen Diskussion ist dies aber nicht notwendig. Im Vordergrund steht nicht das Aufzeigen aller Unterschiede, sondern vielmehr die Diskussion einer individuell unterschiedlichen Wahrnehmung. So, wie wir nur auf ein Bild malen können, was und wie wir es wahrgenommen haben, können wir uns auch nur an das erinnern, was und wie wir es zuvor wahrgenommen haben. Dies kann wiederum davon abhängen, was für uns persönlich bedeutsam ist. Entsprechend haben Personen häufig an ein und dieselbe Situation ganz unterschiedliche Erinnerungen.

Stimmung und Gedächtnis. Auf den nächsten Folien (54–57) wird der Bezug zu Depression hergestellt. Informationen können deswegen persönlich bedeutsam und leichter zugänglich sein, weil sie zu unserer Stimmungslage passen (»stimmungskongruentes Erinnern«). Unsere aktuelle Stimmungslage beeinflusst, auf welche Art von Erinnerungen wir Zugriff haben. Dies wird auf der Folie »Was hat das mit Depression zu tun?« (Folien 58–61) noch weiter spezifiziert, durch Aussagen wie z. B. »Depressive Stimmung führt oft dazu, dass vor allem negative Ereignisse erinnert werden – angenehme oder neutrale Ereignisse werden nicht so leicht erinnert«. Als Beispiel wird folgende Situation aufgeführt: Im Konzert räuspert sich ein Mann des Öfteren. Im Nachhinein wird nur noch die Störung erinnert, nicht aber die schöne Musik. Anschließend werden die Teilnehmer gefragt, ob sie ähnliche Erfahrungen schon einmal gemacht haben und sie werden um eigene Beispiele gebeten. Zusätzlich wird die Relevanz von negativ gefärbten Fehlerinnerungen im Zusammenhang mit Depression erläutert (Folien 62–63).

Strategien. Zum Abschluss werden mit den Teilnehmern gemeinsam Strategien gesammelt, die (1) gegen die Gedächtnispräferenz von negativen Erinnerungen in der Depression (»Was kann ich dagegen tun?«, Folie 64) und (2) bei Gedächtnis- und Konzentrationsproblemen helfen können (»Was hilft bei Gedächtnisproblemen im Alltag?«, Folie 66). Die Vorschläge der Teilnehmer werden durch Anregungen auf den jeweils nachfolgenden Folien (65; 67–73) ergänzt (siehe Übersicht). Schließlich werden die Lernziele der Trainingseinheit zusammengefasst (Folien 74–79).

> **Übersicht**
>
> (1) Trainieren Sie im Alltag, sich öfter an positive Ereignisse zu erinnern und führen Sie z. B. ein Freude-Tagebuch, in dem Sie jeden Abend freudige Ereignisse des Tages aufschreiben.
> (2) Versuchen Sie, möglichst viel Struktur in Ihren Tagesablauf zu bringen. Je routinierter Sie handeln, desto geringer ist das Risiko, etwas zu vergessen.
> (3) Es ist ebenfalls hilfreich, eine größtmögliche »äußere Ordnung« zu halten. Sie finden Gegenstände eher wieder und erinnern sich besser, wenn die Dinge einen festen Platz haben.
> (4) Heften Sie sich wichtige Notizen an dafür sinnvolle Orte (Medikamenteneinnahme an den Kühlschrank oder Badezimmerspiegel; mitzunehmende Unterlagen an die Wohnungstür etc.).
> (5) Nutzen Sie einen Terminkalender und Erinnerungshilfen (z. B. von Handys oder E-Mail-Programmen).
> (6) Gewöhnen Sie sich an, immer ein Notizbuch und einen Stift bei sich zu haben. Dort können Sie Dinge notieren (z. B. Aufgaben-Liste).
> (7) Wenn Sie unterwegs sind, sich eine Idee merken möchten, aber keine Möglichkeit haben, diese zu notieren, versuchen Sie diese zu verankern, indem Sie die Idee mit einem Gegenstand verknüpfen (z. B. Knoten ins Taschentuch, stecken Sie sich einen Stein in die Tasche).
> (8) Je mehr Sinne und Prozesse am Lernvorgang beteiligt sind, desto höher ist die Behaltensleistung. Nutzen Sie daher viele »Kanäle« wie Hören, Sehen, Diskutieren und Anwenden.

Allgemeine Empfehlungen
Bei der Darstellung der Fehlerinnerungen sollte explizit darauf hingewiesen werden, dass die Produktion von Fehlerinnerungen an sich nicht spezifisch für Depression ist, sondern dass Fehlerinnerungen in der Allgemeinbevölkerung mit gleicher Wahrscheinlichkeit vorkommen. Das Depressionsspezifische betrifft deren negative Färbung. Die generelle Validität all ihrer Erinnerungen brauchen Patienten nicht anzuzweifeln! Bei diesem Modul empfiehlt es sich daher, unbedingt ausreichend viel Zeit für eine Abschlussrunde einzuplanen, um gegebenenfalls auf derartige Zweifel oder Befürchtungen der Patienten eingehen zu können.

Spezifische Durchführungshinweise

Zur Verdeutlichung des False-Memory-Effekts werden zwei verschiedene Bilder gezeigt (Folie 19 und 22). Nach der Präsentation des jeweiligen Bildes wird diskutiert, welche Objekte gezeigt wurden (z. B. mit Handzeichen abstimmen). Die Teilnehmer sollten gefragt werden, wie sicher sie sich sind, und ob sie sich im Falle einer Erinnerung noch Details nennen können (z. B. Farbe, Ort eines Objektes). »Echte« Erinnerungen unterscheiden sich häufig von »falschen« Erinnerungen in ihrer Lebendigkeit und dem Detailreichtum. Nachdem die Erinnerungen der Teilnehmer gesammelt und diskutiert wurden, wird das Bild ein weiteres Mal gezeigt, um die Einschätzungen der Patienten zu verifizieren. Nutzen Sie auch hier die Gelegenheit für positive Rückmeldungen und Lob, beispielsweise in Bezug auf die Gedächtnisleistung, die Konzentrationsfähigkeit oder das Engagement der Teilnehmer.

Schwierige Fragen von Teilnehmern

Teilnehmerfrage: »Führt Depression irgendwann zu Demenz? In der Zeitung stand, dass Depression eine Demenzerkrankung begünstigt.«

Mögliche Antwort der Therapeuten: »Es gibt bisher keine eindeutigen Hinweise, dass Depressionen eine Demenz begünstigt. Am ehesten ist die Wahrscheinlichkeit einer Demenz bei älteren Menschen mit Depression erhöht, da eine Depression auch ein Frühsymptom einer Demenzentwicklung sein kann. Auch kann ein Verlust der geistigen Fähigkeiten natürlich zu einer Verschlechterung der Stimmung führen. Bei im Alter auftretender Depression kann es daher wichtig sein, die Gedächtnisleistung einmal testen zu lassen und diese Testung vor allem nach einigen Monaten zu wiederholen, um den Verlauf zu beobachten. Es ist wichtig sich vor Augen zu führen, dass sich Studienergebnisse immer auf eine Gruppe von Menschen beziehen. Eindeutige Vorhersagen für einzelne Personen lassen sich daher auf keinen Fall ableiten!«

Quellenverweis

Einige Übungen und Bilder wurden dem MKT für schizophrene Patienten entlehnt (Moritz, Vitzthum et al., 2013, www.uke.de/mct).

Hinweise zu den Nachbereitungsbögen

In den Nachbereitungsbögen (s. Anhang, NB 2) werden zunächst die im Modul vermittelten Inhalte zusammengefasst. Anschließend werden die Patienten zur konkreten Umsetzung selbstgewählter Maßnahmen zur Verbesserung von Konzentration und Gedächtnis angeleitet. Besteht die Notwendigkeit, die Hausaufgabenlast zu verringern, können die Patienten angeleitet werden, einen der drei Bereiche auszuwählen.

3.4 Modul 3: Denken und Schlussfolgern 2

> **Übersicht**
>
> **Schwerpunkte**
> (1) Hinterfragen des unerbittlichen Befolgens rigider Normen oder überhöhter Ansprüche (Sollte-Aussagen)
> (2) Disputieren, ob es vollständiges Scheitern bedeutet, wenn etwas nicht perfekt gelingt (Alles-oder-nichts-Denken) und Aufbau angemessener Bewertungsmaßstäbe
> (3) Überprüfen, ob positive Erfahrungen oder Rückmeldungen bagatellisiert oder geleugnet werden (Abwehr des Positiven), was sich beispielsweise in der Schwierigkeit, Lob anzunehmen, zeigen kann

Ziele
In diesem Modul werden anfangs zwei weitere depressionstypische Denkverzerrungen eingeführt (»Sollte-Aussagen«, »Abwehr des Positiven«). Verschiedene Übungen und Beispiele zielen zunächst darauf ab, Sollte-Aussagen in ihrer Absolutheit in Frage zu stellen und das Befolgen derartig rigider Normen als Folge überhöhter Ansprüche zu identifizieren, welche sich depressionsfördernd auswirken können. Sollte-Aussagen (im Sinne von überhöhten Ansprüchen) werden in diesem Modul aus Zeitgründen mit der (häufig separat aufgeführten) Denkverzerrung »Alles-oder-nichts-Denken« verknüpft. Mit den vermittelten Informationen wird beabsichtigt, Teilnehmer anzuregen, die Funktionalität ihrer überhöhten Ansprüche kritisch zu hinterfragen, sie zu motivieren diese zu reduzieren und vor allem auch in depressiven Phasen faire Maßstäbe für die eigene Leistungsfähigkeit zu setzen. Die Bearbeitung der Denkverzerrung »Abwehr des Positiven« zielt auf den verbesserten Umgang mit Lob und Kritik ab.

Modul- und Aufgabenbeschreibung
Das Modul beginnt mit einer kurzen allgemeinen Einleitung zum Thema »Denken und Schlussfolgern« (analog zu den Modulen 1, 5 und 7 der Themeneinheit »Denken und Schlussfolgern«, s. Abschn. 3.1, »Eröffnung einer Sitzung«). Die in Modul 3 im Vordergrund stehenden Denkverzerrungen werden anhand verschiedener Beispiele und Übungen verdeutlicht.
Sollte-Aussagen. Zunächst wird die Definition der ersten Denkverzerrung, »Sollte-Aussagen«, in der Gruppe erarbeitet und ggf. von den Therapeuten mit Hilfe der Folientexte ergänzt. Dabei wird der Begriff durch das Bild eines »Antreibers« illustriert (Jockey, der ein Pferd mit der Peitsche in der Hand antreibt, Folien 9–10).
  Zur weiteren Veranschaulichung folgt ein Beispiel (»Man sollte bei einem Termin immer pünktlich sein«). Für dieses Beispiel werden gemeinsam mit den Teilnehmern alternative Bewertungen in Form eines nachsichtigeren Umgangs mit sich selbst herausgearbeitet (Abb. 3.14, Folien 11–12).

Ergänzend können mit der Gruppe Konsequenzen für Stimmung, Selbstwert und zukünftiges Verhalten diskutiert werden.

An dieser Stelle ist die Diskussion, wer von den Teilnehmern diese konkrete Sollte-Aussage (»Man sollte immer pünktlich sein«) teilt und wer nicht, oft hilfreich. Die unterschiedlichen Sichtweisen und Argumente der Teilnehmer verdeutlichen, wie subjektiv und unter Umständen auch willkürlich diese Regel ist. Auf diese Weise wird die Absolutheit der Annahmen möglicherweise erstmalig in Frage gestellt, was als entscheidender erster Schritt in Richtung einer funktionalen Bewertung betrachtet werden kann.

Es folgt die Vorstellung weiterer depressionstypischer Sollte-Aussagen auf den nachfolgenden Folien (13–18), deren Relevanz für die einzelnen Patienten erfragt wird. Darüber hinaus werden die Teilnehmer gebeten, eigene Beispiele zu nennen und, mit Einverständnis der einzelnen Teilnehmer, nach demselben Vorgehen alternative (nachsichtigere) Bewertungen (und entsprechende Konsequenzen) mit der Gruppe erarbeitet. Häufig entsteht durch die individuell sehr unterschiedlichen Sollte-Aussagen das Verständnis, dass diese in ihrer Absolutheit überhöhte Ansprüche und keine »in Stein gemeißelten« Normen darstellen. Damit sind sie grundsätzlich veränderbar!

Kosten-Nutzen-Analyse. Patienten müssen sich dennoch nicht immer dafür entscheiden, auf diese überhöhten Ansprüche zu verzichten. So ist ein häufiger Einwand an dieser Stelle: »Selbst wenn andere Menschen das übertrieben finden – ich möchte weiterhin diesen Ansprüchen genügen und immer pünktlich sein, ausschließlich selbstgebackenen Kuchen anbieten etc.« Dies ist grundsätzlich eine berechtigte Entscheidung. Allerdings werden die Patienten dazu motiviert, sich auch über die damit verbundenen Folgen klar zu werden. So wird in einem nächsten Schritt eine Kosten-Nutzen-Analyse überhöhter Ansprüche eingeführt, wobei die Teilnehmer zunächst nach dem Nutzen gefragt werden (Abb. 3.15, Folien 20–23).

Es ist der tatsächliche oder vermeintliche Nutzen (wie z. B. »Positives Feedback oder Bewunderung für besondere Leistungen kann gut tun!«), der Patienten häufig dazu veranlasst, an ihren Ansprüchen zu hängen. An dieser Stelle ist es daher ratsam, erschöpfend nachzufragen, da genau diese positiven Annahmen die über-

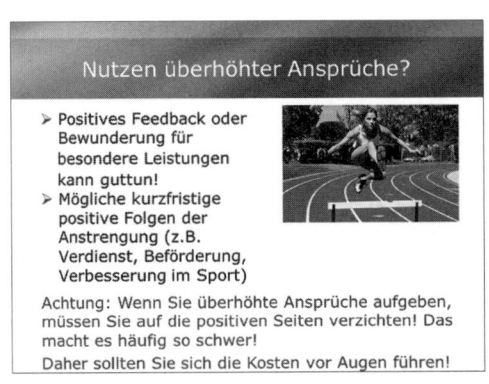

Abbildung 3.14 Beispiel für eine Sollte-Aussage

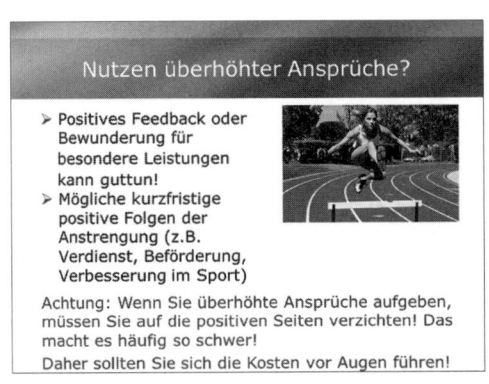

Abbildung 3.15 Nutzen überhöhter Ansprüche

höhten Ansprüche aufrechterhalten (»Achtung: Wenn Sie überhöhte Ansprüche aufgeben, müssen Sie auch auf die positiven Seiten verzichten!«).

Als Nächstes werden die Kosten überhöhter Ansprüche bei den Teilnehmern erfragt (Folien 25–29). Dabei ist es hilfreich, sich vor allem nach langfristigen negativen Folgen zu erkundigen.

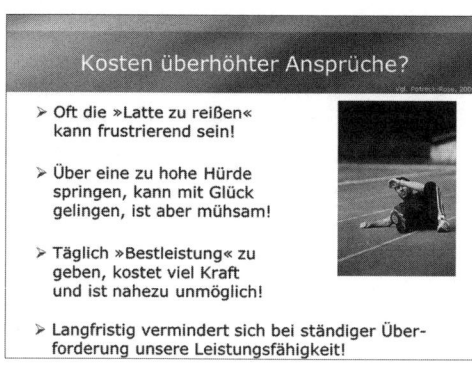

Abbildung 3.16 Kosten überhöhter Ansprüche

Die Diskussion der Teilnehmer wird dann von den Therapeuten nach Bedarf anhand der entsprechenden Folie (29, Abb. 3.16) ergänzt und vor allem der Zusammenhang zwischen überhöhten Ansprüchen und depressiven Erkrankungen verdeutlicht (z. B.: »Langfristig vermindert sich bei ständiger Überforderung unsere Leistungsfähigkeit!«).

Häufig bieten sich (entsprechend der auf den Folien gewählten Bilder) Beispiele aus dem Leistungssport an: Leistungssportler erleben nach exzessivem Training ohne genügend Pausen zur Regeneration trotz Dauertrainings Leistungseinbrüche und Erschöpfungssymptome. Gerade im Hochleistungssport sind Pausen und Ruhephasen daher fester und wichtiger Bestandteil des Trainingsplans. Das bewusste Einplanen von Pausen sowie ein positiver Ausgleich können also nicht nur einer Depression entgegenwirken, sondern sind auch wichtig, um das eigene Leistungsniveau langfristig zu halten. Für Teilnehmer mit besonders unerbittlichen Leistungsansprüchen ist diese Argumentation häufig überzeugend.

Alles-oder-nichts-Denken. Anschließend werden überhöhte Ansprüche und Sollte-Aussagen mit der Denkverzerrung »Alles-oder-nichts-Denken« verknüpft (Folien 30–33). Überhöhte Ansprüche und damit verinnerlichte Sollte-Aussagen begünstigen häufig Alles-oder-nichts-Denken sowie ein daran orientiertes Verhalten. Es wird also entweder der Anspruch zu 100 Prozent erfüllt oder gar nicht (0 Prozent). Ein Mittelmaß wird nicht toleriert. Zur Veranschaulichung wird das zu Beginn eingeführte Beispiel wieder aufgegriffen (»Man sollte bei einem Termin immer pünktlich sein.«; Folien 34–37). Die Teilnehmer werden gebeten, zu überlegen, welches Denken und auch welches Verhalten durch Alles-oder-nichts-Denken wahrscheinlich ist, wenn nun der Anspruch nicht erfüllt werden kann. Dabei wird den Teilnehmern ein Teilsatz zum Vervollständigen angeboten: »Wenn ich nicht pünktlich beim Termin erscheinen kann, dann …?«. Die Zielantwort bei vorliegendem Alles-oder-nichts-Denken lautet: »… gehe ich gar nicht erst hin«. Im Anschluss ist wieder eine hilfreiche Bewertung gemeinsam mit den Teilnehmern zu erarbeiten (z. B.: »Es kann jedem mal passieren, zu einem Termin zu spät zu kommen. Immer noch besser, verspätet als gar nicht hinzugehen! Es ist besser, etwas zu 70 Prozent zu erfüllen – als zu 100 Prozent nicht!«;

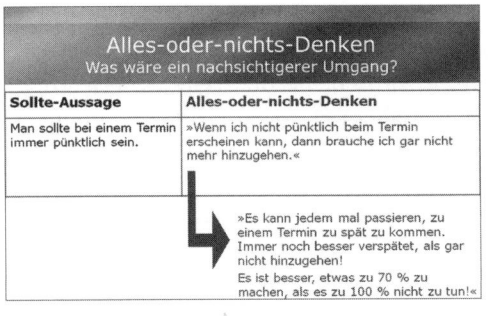

Abbildung 3.17 Beispiel zum Alles-oder-nichts-Denken

Abb. 3.17, Folien 34–37). Auch hier bietet es sich an, mit den Teilnehmern die längerfristigen Konsequenzen der unterschiedlichen Bewertungen herauszuarbeiten.

Bei Bedarf kann auch als weiteres Beispiel das Erlernen einer neuen Sprache herangezogen werden. Eine Sprache lernt man nur nach und nach, lieber mit 1 Prozent angefangen, z. B. mit 10 Vokabeln, als zu 100 Prozent gar nicht.

Wie bereits zuvor erwähnt, ist zu betonen, dass schon das Identifizieren der Denkverzerrung im Alltag den ersten entscheidenden Schritt für deren Veränderung darstellt. Für den Umgang mit überhöhten Ansprüchen kann daran gearbeitet werden, einen fairen Umgang mit sich selbst zu finden (Folien 38–44). Dies beinhaltet eine Anpassung der eigenen Ansprüche an die jeweilige Situation (z. B. aktuell depressive Phase). Hier ist häufig der Vergleich zwischen einer Depression und einer körperlichen Einschränkung hilfreich, z. B. nach einem Beinbruch. Auch hier müssen Betroffene erst langsam wieder »gehen« lernen und die Belastung des kaputten Beines sollte allmählich gesteigert werden. Sowohl die zu schnelle, zu starke Belastung des Beines als auch dessen vollständige Schonung wären schädlich. Auch bei einer Depression sind langsame Schritte notwendig (Folie 41: Das persönliche Maß finden: Grenzen zu wahren, aber kein »Leben auf Sparflamme«, sondern eigene Potenziale ausschöpfen!) – auch wenn diese manchmal weniger sichtbar sind als ein Beinbruch. Da es gerade Patienten mit überhöhten Ansprüchen häufig sehr schwerfällt, in depressiven Phasen einen geeigneten Maßstab zu finden, und sie sich auch für kleine Schritte immer noch stark abwerten (»Vor die Tür zu gehen, sollte selbstverständlich sein. Das darf mir nicht so schwerfallen!«), ist es hilfreich, den veränderten Maßstab im Rahmen einer Depression möglichst konkret zu thematisieren (Folie 44: »Zum Beispiel kann dann das Einkaufen oder Zubereiten einer Mahlzeit eine große Leistung sein, auch wenn dies zu anderen Lebenszeiten sehr leicht gefallen ist«, Abb. 3.18).

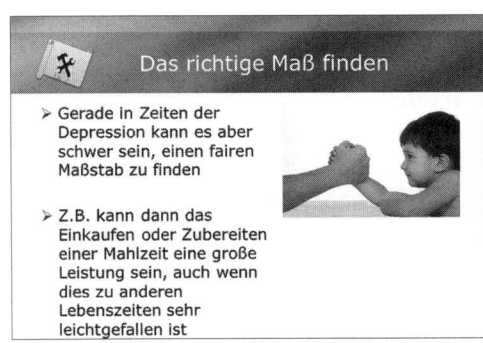

Abbildung 3.18 Das richtige Maß finden

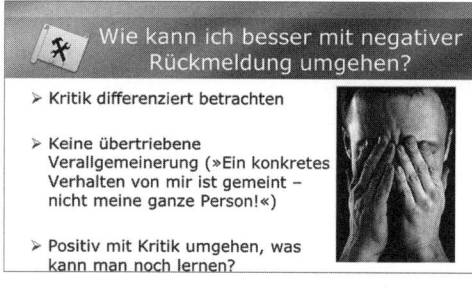

Abbildung 3.19 Strategien zum Umgang mit Kritik

Abwehr des Positiven. Die Erarbeitung der Definition der nächsten Denkverzerrung, »Abwehr des Positiven«, erfolgt wieder gemeinsam in der Gruppe und wird im Anschluss von den Therapeuten mit Hilfe der Folien ergänzt (45–47). Dabei kann sich die Abwehr des Positiven sowohl in der Annahme negativer Rückmeldung als auch in der Ablehnung positiver Rückmeldung äußern (oft beides parallel). Abschließend werden die Patienten gefragt, ob sie diese Denkweise kennen, und sie werden eingeladen, eigene Beispiele zu geben. Im Folgenden wird die Widersprüchlichkeit der beiden Aspekte herausgearbeitet (negative Rückmeldung annehmen, aber positive Rückmeldung ablehnen). Zunächst wird die »Annahme negativer Rückmeldung« an einer Beispielsituation besprochen (»Sie werden kritisiert«, Folien 48–50). Zu diesem Zweck werden der Denkverzerrung entsprechende (z. B. »Der andere hat mich durchschaut, ich bin nichts wert ...«) und anschließend hilfreichere Bewertungen gemeinsam mit den Teilnehmern gesucht. Es folgt eine Sammlung von allgemeinen Strategien zum verbesserten Umgang mit negativem Feedback (»Wie kann ich besser mit negativer Rückmeldung umgehen?«, Abb. 3.19, Folien 51–54).

Der letzte Teil der Sitzung widmet sich der »Ablehnung positiver Rückmeldung« (Folien 57–61). Den Teilnehmern werden von den Therapeuten mit Hilfe der Folien zwei Arten der Denkverzerrung vorgestellt: das Leugnen positiver Erfahrungen und positive Erfahrungen als Ausnahmen zu betrachten. Zur weiteren Verdeutlichung wird gemeinsam mit der Gruppe ein Beispiel bearbeitet (»Sie werden gelobt«). Es werden zunächst typische, begleitende Kognitionen gesammelt (wie z. B. Leugnen positiver Erfahrungen: »Der andere versucht mir nur zu schmeicheln, ist unehrlich« oder positive Erfahrungen als Ausnahmen: »Das sieht nur der so.«). An dieser Stelle empfiehlt es sich zu erfragen, ob die Teilnehmer derartige Gedanken kennen und wie es ihnen mit dem Annehmen von Lob oder Komplimenten geht. Dabei kann an dieser Stelle eher eine kurze »blitzlichtartige« Runde zum Thema gemacht werden.

Lob annehmen. Da zumeist der überwiegende Teil der Patienten Probleme damit hat, Lob anzunehmen, schließt sich auf der nächsten Folie die Frage »Wann loben Sie andere?« an, die zu einem Perspektivwechsel anregen soll (Folie 62). Die Diskussionsbeiträge der Teilnehmer werden von den Therapeuten bei Bedarf durch die Antworten auf der nachfolgenden Folie ergänzt (Abb. 3.20, Folie 63).

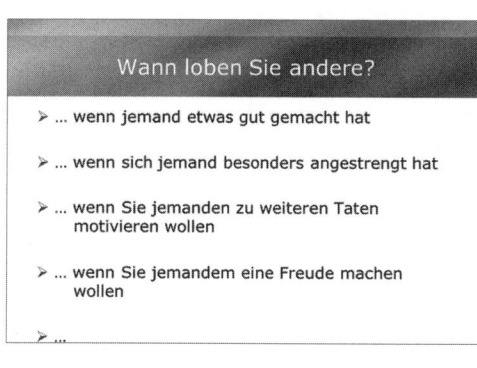

Abbildung 3.20 Folie zur Modifikation der Denkverzerrung »Abwehr des Positiven«

In der Regel äußern Patienten, dass sie andere aus einer positiven Absicht heraus loben (Zuneigung oder Anerkennung zeigen, motivieren wollen, Freude bereiten, …). Die manipulativen oder unehrlichen Gedanken, die anderen Menschen zunächst beim Loben unterstellt werden, stellen sich bei näherer Betrachtung meist als sehr unwahrscheinlich heraus. Häufig erkennen Patienten, dass selbst hinter einem vielleicht etwas »übertriebenem« Lob oder Kompliment, wie »Der Pulli ist *sehr* hübsch«, die Absicht steht, dem Gegenüber eine Freude zu machen. In der Regel ist es hilfreich, wenn Patienten ein Lob oder Kompliment als eine Art »kleines Geschenk« oder eine »Aufmerksamkeit« betrachten (Folien 64–68). Oft fällt es dann leichter, sich über das Lob zu freuen, es nicht gleich abzuwerten (»Stimmt doch gar nicht!«) und ähnlich einem Geschenk die Geste dahinter zu sehen. Dies wird sich wiederum positiv auf Stimmung und Selbstwert auswirken. Am Ende werden die wichtigsten Inhalte des Moduls unter »Lernziele« zusammengefasst (Folien 69–76).

Allgemeine Empfehlungen
Die in der Sitzung vorgegebenen Beispiele können gegebenenfalls an die von den Teilnehmern genannten Beispiele angepasst werden, um so den persönlichen Bezug der Sitzungsinhalte zu erhöhen.

Spezifische Durchführungshinweise
Es ist darauf zu achten, dass nicht von Therapeutenseite her die Modifikation von Sollte-Aussagen rigides Ausmaße annimmt, beispielsweise resultierend in Ermahnungen der Teilnehmer für *jede* Verwendung des Wortes »sollte« (»Ich selbst und die Patienten dürfen das Wort ›sollte‹ unter keinen Umständen verwenden«). Dies kann eine erhöhte schädliche Selbstaufmerksamkeit und -zensur begünstigen und führt eventuell zu einer abnehmenden Beteiligung (aus Angst vor Fehlern). Dosiert können Sollte-Aussagen natürlich in konkreten Teilnehmermeldungen identifiziert werden. Hier ist aber auf einen flexiblen und vor allem konstruktiven Umgang zu achten.

> **Schwierige Fragen von Teilnehmern**
> **Teilnehmerfrage:** »Ich befürchte, wenn ich meine Sollte-Sätze aufgebe und mich nicht mehr unter Druck setzte, verbringe ich den ganzen Tag im Bett und mache gar nichts mehr!«
> **Mögliche Antwort der Therapeuten:** »Die Befürchtung haben schon öfter Teilnehmer geäußert. Wenn das zutreffen würde, wäre das schlimm. Es wäre verständlich, dass Sie lieber mit den Sollte-Sätzen leben wollen. Für wie wahrscheinlich halten Sie das? Warum sollten Sie dann ›gar nichts‹ mehr machen? Oder für wie lange glauben Sie, würden Sie im Bett liegen bleiben? Könnte es sein, dass es sich hier um Alles-oder-nichts-Denken handelt, sprich: ›Entweder ich entspreche meinen hohen Ansprüchen oder ich mache gar nichts‹? Die Frage ist auch: Hilft Ihnen dieses Denken, im Endeffekt Ihre Ziele zu erreichen? Und hilft es Ihnen dabei, sich besser zu fühlen?«

Quellenverweis
Der Umgang mit überhöhten Ansprüchen wurde teilweise inspiriert von Potreck-Rose (2006). An entsprechender Stelle wird auf den Folien auf diese verwiesen.

Hinweise zu den Nachbereitungsbögen
Die Übungen beziehen sich vor allem auf die Denkverzerrungen »Sollte-Aussagen« und »Abwehr des Positiven«, die bei dem Modul im Vordergrund stehen. Für das »Alles-oder-nichts-Denken« liegt keine ausführliche Übung in den Hausaufgaben vor.

In den Nachbereitungsbögen (s. Anhang, NB 3) werden die im Modul vermittelten Informationen mit Hilfe von spezifischen Beispielen wiederholt. Die Patienten werden angeleitet, für die Denkverzerrungen »Sollte-Aussagen« und »Abwehr des Positiven« eigene Beispiele zu finden. Konkrete Möglichkeiten für deren Modifikation (z. B. Kosten-Nutzen-Analyse überhöhter Ansprüche) werden im Anschluss dargestellt. Die Übung zum »Alles-oder-nichts-Denken« beschränkt sich auf das Finden eines persönlichen Beispiels, da diese Denkverzerrung im Modul nur am Rande erwähnt wird. Um einer Überforderung oder oberflächlichen Bearbeitung vorzubeugen, sollten die Patienten angeleitet werden, entweder die Übung zur Denkverzerrung »Sollte-Aussagen« oder zu »Abwehr des Positiven« zu bearbeiten.

3.5 Modul 4: Selbstwert

> **Übersicht**
>
> **Schwerpunkte**
> Verbessern des Selbstwertes durch Abbau und Modifikation assoziierter Denkverzerrungen (z. B. Fokussierung auf die eigenen Schwächen, perfektionistischer Denkstil, unfaire Vergleiche mit anderen).

Ziele
Das Modul befasst sich mit dem Konzept des Selbstwertes und den selbstwertreduzierenden, depressiven Denkstilen. Zwar wird in den anderen Modulen auch häufig ein Bezug zwischen Denkverzerrungen und Selbstwert hergestellt, dieser Bezug erfolgt aber eher am Rande. In Modul 4 steht der Selbstwert explizit im Mittelpunkt. Ziel ist hier, Informationen zum Selbstwert als ein subjektives, variables und kontextabhängiges Konstrukt zu vermitteln, Teilnehmern selbstwertreduzierende Denkstile wie Fokussierung auf die eigenen Schwächen, Perfektionismus oder unfaire Vergleiche mit anderen aufzuzeigen und Strategien zum alternativen Umgang zu vermitteln (z. B. Vergegenwärtigen von Stärken anhand unterschiedlicher Selbstwertquellen; unfaire, einseitige Vergleiche reduzieren; Freude-Tagebuch; positive Aktivitäten).

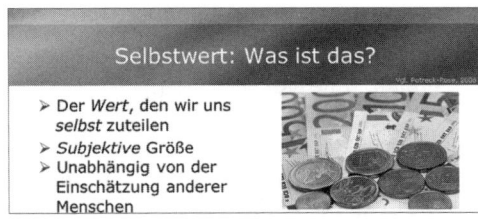

Abbildung 3.21 Definition des Begriffs »Selbstwert«

Modul- und Aufgabenbeschreibung

Selbstwert: was ist das? Zu Beginn des Moduls steht die Klärung des Begriffs »Selbstwert« im Vordergrund (Folien 5–8). An dieser Stelle hat es sich als ertragreich erwiesen, eine Diskussion darüber anzustoßen, woran sich der Wert einer Person messen lässt. Richtunggebend kann der Therapeut provozierende Vorschläge machen, wie »am Gehalt?« (»Ist die Person, die mehr verdient, mehr wert?«, oder »… an der Anzahl der Freunde bei Facebook?«). Die Erklärungen der Teilnehmer können mit Hilfe der Folieninformationen von den Therapeuten ergänzt werden (Abb. 3.21).

Als Fazit soll erarbeitet werden, dass es kein eindeutiges, festes oder universelles Maß für den Wert einer Person gibt; vielmehr handelt es sich um eine subjektive Bewertung der eigenen Person, die auch unabhängig davon sein kann, wie andere Menschen einen erleben (für weitere Hinweise zur Diskussion siehe auch die spezifischen Durchführungshinweise in diesem Abschn., »Spezifische Durchführungshinweise«). Diese Unabhängigkeit des Selbstwertes von der Bewertung anderer wird häufig nachvollziehbar, wenn Patienten sich an eine Situation erinnern, in der sie von jemand anderem positives Feedback erhalten, sich aber dennoch wertlos gefühlt haben.

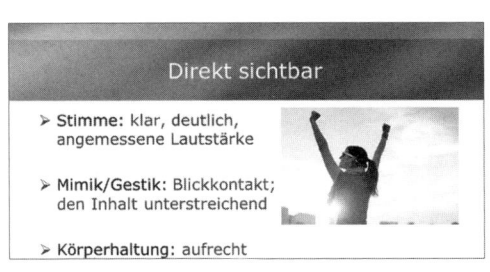

Abbildung 3.22 Sichtbare Merkmale von hohem Selbstwert

Anzeichen eines hohen Selbstwertes. Anschließend werden mit den Teilnehmern Merkmale gesammelt, die sie als Zeichen eines hohen Selbstwertes interpretieren (Folien 9–15). Dabei wird unterschieden zwischen »direkt sichtbaren« (Abb. 3.22) und »nicht direkt sichtbaren« Merkmalen.

Fällt es den Patienten schwer, konkrete Merkmale zu nennen, können sie angeregt werden, sich eine ihnen bekannte Person mit hohem Selbstwert vor dem inneren Auge vorzustellen. Wird parallel (z. B. im Rahmen einer stationären Behandlung) von den Teilnehmern ein soziales Kompetenztraining besucht, kann hier an das Wissen der Teilnehmer angeknüpft werden. Neben dem direkt beobachtbaren Verhalten (Folien 9–10) werden auf der nächsten Folie die nicht direkt sichtbaren Merkmale gesammelt (11–15). Ein ausgewogener Selbstwert beinhaltet eine reflektierende und wohlwollend akzeptierende Haltung sich selbst gegenüber, die sich z. B. in der Art, wie wir mit uns selbst sprechen, zeigt (also in unseren Gedanken und Bewertungen, unserem »inneren Dialog«). Dies beinhaltet, sich selbst für etwas Gelungenes zu loben. Da es Patienten zum Teil schwerfällt, auch das eigene Lob anzunehmen, kann hier bei Bedarf auch auf die Inhalte zum Annehmen von Lob aus dem vorangegangenen Modul (Modul 3) zurückgegriffen werden.

Selbstwertquellen. Um zum folgenden Teil, »Quellen des Selbstwertes« (Folien 16–18), überzuleiten, kann an den Beginn des Moduls angeknüpft werden: Selbstwert ist keine feste Größe, er kann in unterschiedlichen Bereichen unterschiedlich groß sein. Dementsprechend erfolgt die Einführung der »Regalmetapher« (vgl. Potreck-Rose & Jacob, 2003; Potreck-Rose, 2006): Entsprechend dieser Metapher kann man sich selbst mit seinen unterschiedlichen Facetten (und seinem Selbstwert) als Regal mit vielen Fächern betrachten (z. B. ein Fach für Beruf, eins für Familie, Hobbys). Diese Fächer sind möglicherweise zum aktuellen Zeitpunkt unterschiedlich reich gefüllt. Das ist bei jedem Menschen so. Aber der Selbstwert leidet in dem Moment, in dem sich eine Person gedanklich ständig mit den (vermeintlich) leeren Fächern (den eigenen Mängeln und Schwächen) beschäftigt und diese mit dem Stichwort »Versager« betitelt (Abb. 3.23, Folien 19–21).

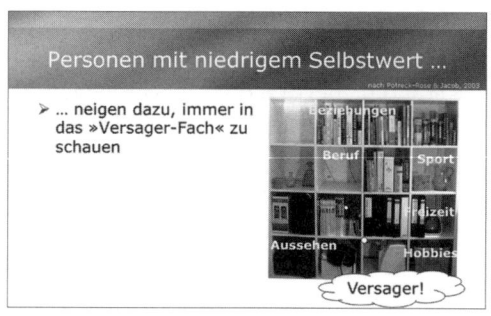

Abbildung 3.23 Quellen des Selbstwertes

Dies unterstützt globale, pauschale Selbsturteile (s. übertriebene Verallgemeinerung, Abschn. 1.3.1) und kann verbunden mit Alles-oder-nichts-Denken stark selbstwertreduzierend wirken (»Ein Fach ist leer« bedeutet »Ich bin wertlos«). Um einen Eindruck davon zu bekommen, ob die Teilnehmer die Analogie (Regalmetapher) verstehen, hat es sich als hilfreich erwiesen, eine kurze Blitzlichtrunde zu machen. Diese kann beispielsweise mit der Frage eingeleitet werden, ob sie ein bestimmtes »Versagerfach« haben, in welches sie immer wieder schauen.

Anschließend wird den Teilnehmern ein Regal-Beispiel vorgestellt (Abb. 3.24, Folien 22–23).

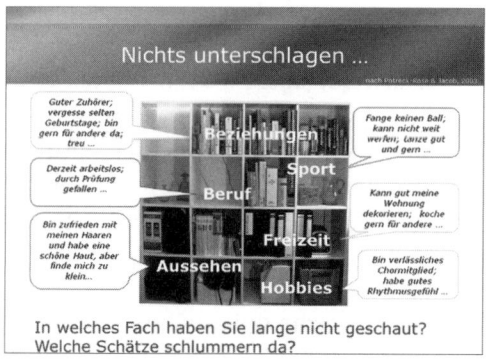

Abbildung 3.24 Beispiel für unterschiedliche Selbstwertquellen

Daran soll zum einen vermittelt werden, dass man kein Fach auslassen, und zum anderen, dass man möglichst genau in die einzelnen Fächer schauen sollte (»Nichts unterschlagen!«). Nur so entsteht ein wirklich faires, unverzerrtes Gesamtbild. Abschließend werden die Patienten angeregt, auch einmal in ihr »eigenes Regal« zu schauen und die für sie selbst relevanten Kategorien zu benennen und leerere und vollere Fächer zu identifizieren. Die nachfolgenden Fragen (»In welches Fach haben Sie lange nicht geschaut?«, »Welche Schätze schlummern da?«) zielen darauf ab, die Ressourcen der Patienten zu aktivieren, indem möglicherweise Inhalte wiederentdeckt werden, die »weit hinten verborgen schlummern« oder »eingestaubt« sind. Der Therapeut kann die Patienten dazu ermutigen, auch an scheinbare Kleinigkeiten oder Selbstverständlichkeiten zu denken. Falls ein Teilnehmer äußert, ihm oder ihr falle nichts ein, sollte dies normalisiert werden (z. B.: »Es kann sehr schwer sein, v. a. in der Depression oder wenn man es nicht gewohnt ist, über die eigenen Stärken zu sprechen. Auf den nächsten Folien wird es genau darum gehen, was einem dabei helfen kann.«).

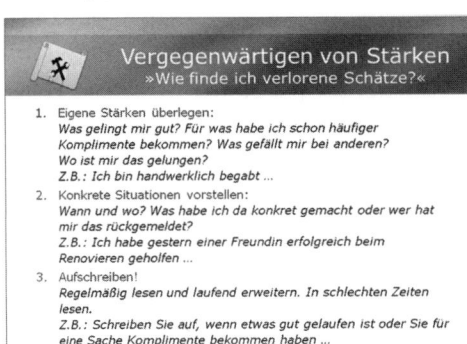

Abbildung 3.25 Strategien zum Vergegenwärtigen von Stärken

Strategien zur Vergegenwärtigung von Stärken. Bevor konkrete Strategien zur Vergegenwärtigung von Stärken vorgestellt werden, empfiehlt es sich, mögliche hinderliche Meta-Annahmen (z. B. »Eigenlob stinkt«) zu thematisieren und deren Relevanz bei den Teilnehmern zu erfragen. Dann erfolgt die Darstellung einer Strategie, um sich eigene Stärken bewusst zu machen (Abb. 3.25, Folien 26–28).

Einigen Patienten fallen hier möglicherweise gar keine, anderen vielleicht allgemeine Stärken ein. Hier hilft es, über einen Umweg einen Zugang zu den persönlichen Stärken zu bekommen: »Was gefällt mir bei anderen?«, »Habe ich diese Eigenschaft auch?«, »Wo ist mir etwas Ähnliches schon mal gelungen?«

Wichtig ist, diese allgemeinen Stärken anschließend mit Leben zu füllen (also sich konkrete Situationen zu überlegen), nur so werden die Stärken spürbar und glaubhaft. Wenn dann die Stärken (samt konkreter Situationen) zusätzlich aufgeschrieben werden, stellen sie eine gute Hilfe in depressiven Zeiten dar.

Unfaire Vergleiche. Mit der Überschrift »Vergleiche mit anderen« (Folien 29–31) beginnt die nächste inhaltliche Einheit des Moduls, welche unfaire Vergleiche sowie die Gefahren des Strebens nach Perfektion aufgreift. Zum Einstieg werden die Patienten gefragt, ob sie sich häufig mit anderen Menschen vergleichen und vor allem, wie sie bei diesem Vergleich abschneiden. Als Fazit soll vermittelt werden, dass Vergleiche mit anderen durchaus normal, im Zusammenhang mit Depression jedoch häufig »unfair« sind. Denn bei dieser Art von Vergleichen kann man nur schlecht abschneiden (Folien 32–34). Dies wäre beispielsweise der Fall, wenn sich eine Person mit einer offensichtlich bevorteilten Person vergleicht (die z. B. über mehr Erfahrung verfügt, eine umfangreichere Ausbildung hat, älter oder jünger ist) oder auch wenn nur ein einziger (scheinbar perfekter) Lebensbereich (z. B. der berufliche) der Vergleichsperson herangezogen wird, während andere vernachlässigt werden (z. B.: »Hat derjenige auch ein erfülltes Privatleben?«, »Was sind mögliche Kosten des großen beruflichen Erfolgs?«, »Wäre das für mich selbst überhaupt erstrebenswert?«). Um in der Regalmetapher des Selbstwertes zu bleiben, ist es auch hier häufig selbstwertreduzierend, nur die Inhalte in einem Fach gegenüberzustellen, d. h. sich in nur einem Lebensbereich zu vergleichen.

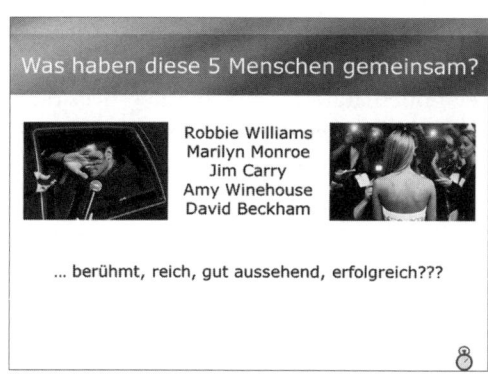

Abbildung 3.26 Übung zu unfairen Vergleichen

Perfektes Leben …? Besonders deutlich wird die Unsinnigkeit dieser Art von Vergleichen häufig, wenn wir sie auf die Spitze treiben und uns das Leben von Berühmtheiten anschauen. Um dies zu verdeutlichen, wird der Gruppe eine Reihe von Namen präsentiert (Folien 35–36). Die Teilnehmer werden gebeten zu überlegen, was diese Personen gemeinsam haben (Abb. 3.26).

Alle genannten Personen sind vor allem berühmt, reich und erfolgreich. Bei einem Vergleich in den Lebensbereichen Bekanntheit und Finanzen schneiden die meisten Menschen schlechter ab. Allerdings leiden (oder litten) alle der aufgeführten Personen unter psychischen Problemen (Folie 37). Diese Probleme sind detaillierter auch auf der nachfolgenden Folie beschrieben (Abb. 3.27, Folie 38).

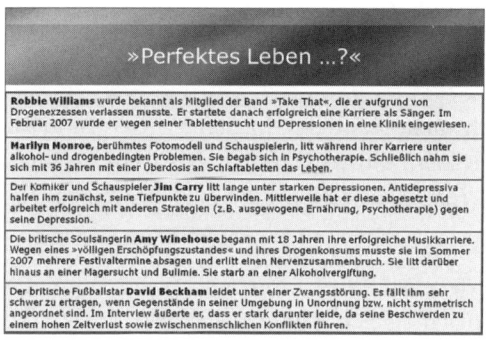

Abbildung 3.27 Psychische Probleme der Stars

In der Diskussion mit den Teilnehmern gilt es zu betonen, dass auch »scheinbar perfekte« Menschen oder *Stars* oft Probleme und Schwierigkeiten haben. Nicht nur in Form psychischer Probleme, sondern höchstwahrscheinlich auch in einer Menge anderer Lebensbereiche, über die wir keine Informationen haben.

Abgerundet wird das Thema mit der Folie »Perfektion – ein überhöhter Anspruch?« (Folien 39–43; Abb. 3.28).

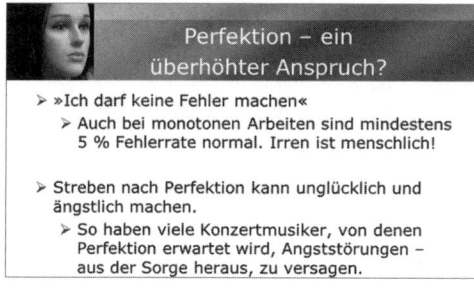

Abbildung 3.28 Kosten des Strebens nach Perfektion

Perfektion wird als ein für Menschen unerreichbares Maß dargestellt. Sogar bei monotonen Arbeiten ist eine Fehlerrate von mindestens 5 Prozent normal. So kann das Streben nach Perfektion

(z. B. »Ich darf keine Fehler machen«) ängstlich und unglücklich machen. Veranschaulicht wird dies mit Hilfe eines »Barbiepuppen«-Bildes, da Barbiepuppen ein Schönheitsideal (unter vielen) des »perfekten Frauenkörpers« repräsentieren, sich aber gezeigt hat, dass dieser Körperbau bei Frauen nicht nur höchst unwahrscheinlich ist, sondern auch mit erheblichen körperlichen Problemen einhergehen würde (u. a. Atemprobleme aufgrund von Wespentaille, drohender Bandscheibenvorfall aufgrund von Fehlstellungen in Knie- und Hüftgelenk). Ein weiteres Beispiel für die »Kosten« von Perfektion, ist in Branchen zu finden, in denen das Streben nach Perfektion erwartet wird. Diese gehen häufig mit einer hohen Rate an psychischer Belastung einher. So leiden beispielsweise viele Konzertmusiker unter starken Versagensängsten und die Häufigkeit von Angststörungen ist in dieser Berufsgruppe deutlich erhöht (Fishbein et al., 1988; Kenny, Davis & Oates, 2004; van Fenema et al., 2013). An dieser Stelle kann gegebenenfalls auch auf Parallelen zu Sollte-Aussagen (Modul 3) verwiesen werden.

Strategien zur Selbstwertsteigerung. Es folgen Folien zu konkreten Strategien zur Steigerung des Selbstwerts und der Stimmung (Folien 44–46). Zunächst werden die Patienten gebeten, eigene, bereits bekannte (funktionale) Strategien mit der Gruppe zu teilen. Diese werden anschließend durch die Strategien auf den Folien ergänzt (u. a. Freude-Tagebuch, positive Aktivitäten, Einsatz von Musik). Schließlich werden die Hauptinhalte des Moduls unter den Lernzielen zusammengefasst, wiederholt und mögliche Fragen beantwortet (Folien 47–51).

Allgemeine Empfehlungen
Die Intention des Moduls ist nicht, die Schwächen anderer in den Vordergrund zu stellen. Die Teilnehmer sollen stattdessen lernen, ein realistisches Bewusstsein ihrer eigenen Stärken zu entwickeln und unfaire Vergleiche mit anderen zu vermeiden.

Spezifische Durchführungshinweise
Bei der Eingangsfrage des Moduls nach der Definition von Selbstwert kann die Diskussion aufkommen, ob nicht jeder Mensch »gleich viel wert« ist. Wir haben die Erfahrung gemacht, dass sich gerade unerfahrene Therapeuten dazu verleitet fühlen, den Patienten vermitteln zu wollen, »alle Menschen sind gleich viel wert«. Dies ist im Sinne der internationalen Menschrechte richtig. In der Tradition der kognitiven Therapie (vgl. Stavemann, 2015) lässt sich diese Aussage jedoch disputieren (z. B.: »Ist jemand, der Steuern im großen Stil hinterzieht, als Person insgesamt genauso viel wert wie jemand, der Steuern regelmäßig zahlt?«, »Ist jemand, der radioaktive Abfälle in Gewässer leitet, so viel wert wie ein Umweltaktivist?«). Therapeuten sollten sich nicht dazu verleiten lassen, die aufgeführten Fragen im Training konkret beantworten zu lassen oder selbst eine Antwort zu geben! Die Fragen sollen lediglich kognitive Dissonanz bezüglich der tatsächlichen Gültigkeit der Aussage »Alle Menschen sind gleich viel wert« erzeugen und verdeutlichen, dass Menschen häufig im Geiste (an ihren persönlichen Wertvorstellungen oder Standards orientierte) Bewertungen anderer vornehmen. Und wenn nicht andere bewertet werden, dann zumindest häufig

die eigene Person. Gerade psychisch belastete Menschen neigen dazu, sich schnell und häufig einer »Selbstbewertung« zu unterziehen, in der sie sich abwerten und minderwertig fühlen. Dieser Tendenz der Selbstabwertung die Aussage »Alle Menschen sind etwas wert« entgegenzusetzten, ist häufig längerfristig nicht hilfreich oder kostet sehr viel Zeit, die im Rahmen der strukturieren Vorgehensweise des D-MKTs nicht vorgesehen ist. Wie in der Selbstwertdefinition ausgeführt, ist der Selbstwert etwas sehr subjektives und eben nicht von der Sichtweise anderer abhängig. Grundsätzlich hat es sich bewährt, die Diskussion zu dem Thema kurz zu halten und lieber an den Quellen des eigenen Selbstwertes zu arbeiten.

> **Schwierige Fragen von Teilnehmern**
> **Teilnehmerfrage zur Regalmetapher:** »Früher waren alle Fächer voll! Jetzt ist meine Lebenssituation eine andere! Jetzt sind alle Fächer leer! Ich habe meinen Job verloren, meine Freunde und meine Familie haben sich abgewendet. Wenn ich in die Fächer gucke, geht es mir noch schlechter. Was soll daran hilfreich sein?«
> **Mögliche Antwort der Therapeuten:** »Wenn es für Sie in Ordnung ist, würde ich hier gern einhaken: Die Fächer *erscheinen* auf den ersten Blick leer. Ob sie es tatsächlich sind, würde ich gern mit Ihnen überprüfen. Ich kann mir nur schwer vorstellen, dass auch bei einer veränderten Lebenssituation *all* Ihre guten Eigenschaften und Fähigkeiten plötzlich weg sind. Wenn Sie bei der Arbeit z. B. immer sehr zuverlässig waren, kann ich mir gut vorstellen, dass Sie auch jetzt hier auf Station eine zuverlässige Kraft z. B. bei den Küchendiensten sind. Lassen Sie uns gemeinsam überprüfen, ob sich einige Ihrer ›alten‹ Eigenschaften nicht auch im Hier und Heute zeigen, und ob es sich bei der Aussage ›Alle Fächer sind leer!‹ nicht möglicherweise um eine übertriebene Verallgemeinerung handelt, wie wir sie auch in Modul 1 besprochen haben.«

Quellenverweis
Die Definition von Selbstwert, Selbstwertquellen und Vergleichen mit anderen wurde v. a. inspiriert durch Potreck-Rose und Jacob (2003) sowie Potreck-Rose (2006). An entsprechender Stelle wird auf den Folien auf diese verwiesen. Einige Übungen sind dem myMCT für Zwangsstörungen entlehnt (Moritz & Hauschildt, 2012).

Hinweise zu den Nachbereitungsbögen
Am Ende des Moduls hat es sich bewährt, bereits eine konkrete Übung zur Nachbereitung anzuleiten und alle Patienten aufzufordern, diese Übung zum nächsten Mal durchzuführen. Dafür kann die »Geschichte von einem Grafen« (Bohnenübung) von der Folie (52) vorgelesen werden (Punkt 2 von NB 4). Idealerweise werden von einem der Therapeuten an jeden Teilnehmer eine Handvoll getrocknete Bohnen ausgeteilt (am besten weiße Bohnen, da rote Kidneybohnen bei Kontakt mit Feuchtigkeit abfärben können!). Bei jedem positiven Ereignis soll eine Bohne von einer Hosentasche in die andere »wandern« und die Patienten sich anhand der Bohnen am Abend an

die positiv erlebten Situationen erinnern. Es ist wichtig, darauf hinzuweisen, bei einem negativen Ereignis Bohnen nicht wieder aus der Tasche herauszunehmen. Der Therapeut sollte in der folgenden Stunde unbedingt nach den diesbezüglichen Erfahrungen der Patienten fragen und jede Bemühung würdigen. Auch im Verlauf der weiteren Gruppensitzungen kann immer wieder auf die Bohnen Bezug genommen werden. Wir möchten auch die Gruppenleiter dazu anregen, die »Bohnenübung« einmal selbst über eine gewisse Zeit auszuprobieren.

Neben der Bohnenübung enthalten die Nachbereitungsbögen (s. Anhang, NB 4) eine Vielzahl weiterer Übungen (z. B. eigene Stärken überlegen). In der Regel ist die Bohnenübung, neben dem Lesen der allgemeinen Zusammenfassung des Moduls, aber eine ausreichende Hausaufgabe zur nächsten Sitzung. Alle weiteren Übungen können zur Steigerung des Selbstwertes nach Abschluss des Trainings verwendet werden.

3.6 Modul 5: Denken und Schlussfolgern 3

Übersicht

Schwerpunkte
Identifikation und Modifikation von
(1) Verzerrung bei der Bewertung eigener Fähigkeiten und Mängel (Übertreibung bei Ausmaß und Folgenschwere eigener Fehler und Probleme; Untertreibung hinsichtlich eigener Fähigkeiten)
(2) Verzerrungen des Zuschreibungsstils (internale Attribution bei Misserfolg und monokausale Ursachenfindung)

Ziele
In diesem Modul werden weitere Denkverzerrungen (»Über- oder Untertreibung«, »depressiver Zuschreibungsstil«) demonstriert und Strategien zum alternativen Umgang mit diesen negativen Denkmustern vermittelt. Das Modul zielt darauf ab, Unausgewogenheiten oder »doppelte Standards« bei der Bewertung von Handlungen oder Ereignissen zu verdeutlichen und diese mithilfe gezielter Strategien zu modifizieren. Im ersten Modulteil wird das Übertreiben von Ausmaß und Folgenschwere eigener Mängel bei gleichzeitiger Untertreibung eigener Fähigkeiten verdeutlicht und kritisch diskutiert. Der zweite Teil des Moduls ist darauf ausgerichtet, die depressiv verzerrte Zuschreibung von Ursachen in ihrer Einseitigkeit und Unangemessenheit darzustellen, deren negative Konsequenzen für Stimmung und Verhalten zu verdeutlichen sowie eine ausgewogene Ursachenzuschreibung unter Einbezug vielfältiger Entstehungsmechanismen einzuüben.

Modul- und Aufgabenbeschreibung
Das Modul beginnt mit einer kurzen allgemeinen Einleitung zum Thema »Denken und Schlussfolgern« (analog zu den Modulen 1, 3 und 7 der Themeneinheit »Denken und Schlussfolgern«, s. Abschn. 3.1, »Eröffnung einer Sitzung«).
Über- und Untertreibung. Zum Einstieg werden die Teilnehmer aufgefordert, zu überlegen, welche zwei Dinge ihnen an diesem Tag gelungen und welche zwei Dinge misslungen sind. Diese Dinge können dann reihum oder exemplarisch von 1–2 Teilnehmern genannt werden. Sollte es allen Teilnehmern sehr schwerfallen, Dinge zu benennen, kann auch der Therapeut Beispiele geben. Durch die vom Therapeuten genannten Beispiele sollte verdeutlicht werden, dass die gelungenen Dinge auch vermeintliche »Kleinigkeiten« sein können, die von vielen Teilnehmern als Selbstverständlichkeiten angesehen werden (z. B. »Ohne mich hetzen zu müssen, rechtzeitig zur Gruppe erscheinen«). Im Anschluss wird diskutiert, ob es eher die »Misserfolge« oder »Erfolge« sind, die den Teilnehmern präsenter waren (Abb. 3.29; Folien 10–11).

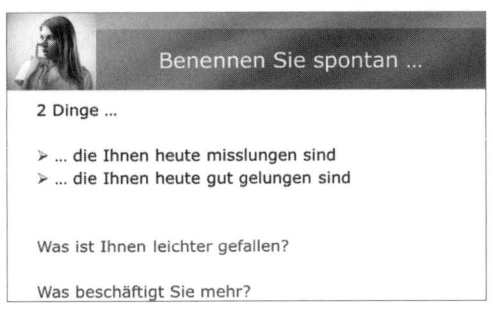

Abbildung 3.29 Übung zur Einführung der Denkverzerrung Über- und Untertreibung

Viele Menschen mit Depression beschäftigen sich eher oder länger mit ihren Fehlern, Missgeschicken etc., während Erfolge häufig wenig Beachtung finden oder als Selbstverständlichkeiten »abgehakt« werden.

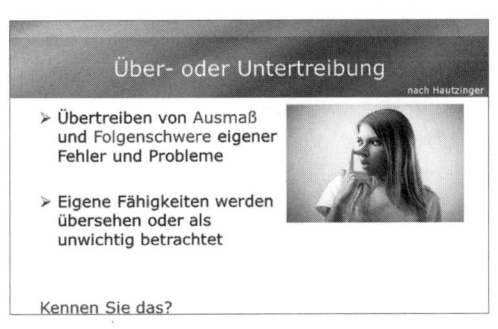

Abbildung 3.30 Definition der Denkverzerrung Über- und Untertreibung

Anhand der Teilnehmerbeispiele und der Diskussion können die Therapeuten dann die Definition der Denkverzerrung »Über- und Untertreibung« mit Hilfe der Folien vorstellen (Abb. 3.30; Folien 12–15).

Falls an dieser Stelle noch nicht deutlich geworden, können die Teilnehmer noch einmal gefragt werden, ob ihnen diese Art des Denkens bekannt ist und ob das Thema für sie relevant ist.

Analog zum Vorgehen in vorangegangenen Modulen wird in einem nächsten Schritt die Denkverzerrung anhand von zwei Beispielen – einem Erfolgs- und einem Misserfolgserlebnis – weiter veranschaulicht (Abb. 3.31; Folien 16–20).

Dabei wird zunächst mit Hilfe der Teilnehmer eine Interpretation im Sinne von Unter- bzw. Übertreibung gesucht, um im Anschluss eine hilfreichere Bewertung der

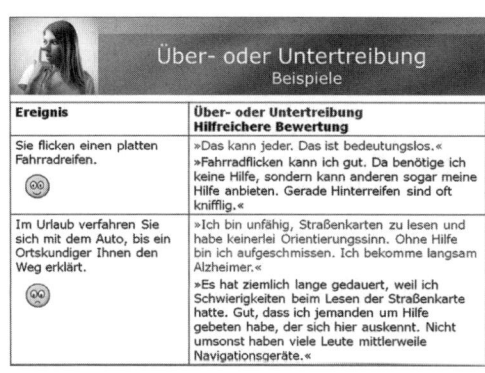

Abbildung 3.31 Beispiele für Über- und Untertreibung

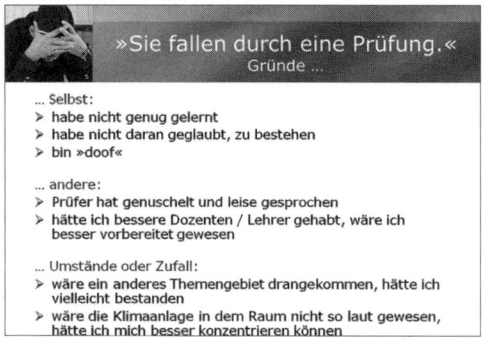

Abbildung 3.32 Übung: Welche Ursachen könnte folgende Situation haben?

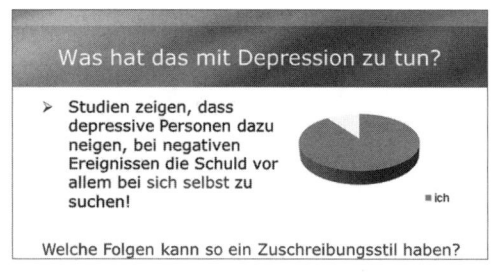

Abbildung 3.33 Attributionsstil bei Depression

jeweiligen Situation vorzunehmen. Die Relevanz der Beispielsituationen für die Teilnehmer sollte kurz erfragt und ggf. die Beispiele angepasst werden. Es besteht die Möglichkeit, in gleicher Weise ein persönliches Beispiel eines Teilnehmers zu bearbeiten (Folie 21). Zu diesem Zweck kann auf die Beispiele aus der Eingangsrunde zurückgegriffen werden.

Attributionsstil. Der zweite Teil des Moduls widmet sich dem verzerrten Zuschreibungsstil (v. a. internale Attribution für Misserfolg, monokausale Ursachenfindung), den viele depressive Personen aufweisen. Zunächst erfolgt die Klärung des allgemeinen Begriffs »Zuschreibungsstil« mit Hilfe der Folien durch die Therapeuten (22–24). Im Anschluss werden die Patienten aufgefordert, zu überlegen, welche Ursachen die folgende Beispielsituation haben könnte: »Sie fallen durch eine Prüfung«. Für die Beispielsituation sollen anhand der Ursachenkategorien »Selbst«, »andere«, »Umstände oder Zufall« möglichst viele Erklärungen gemeinsam gesammelt werden (Folie 25). Diese Antworten können durch weitere Beispiele der nachfolgenden Folie ergänzt werden (Abb. 3.32, Folie 26).

Die vorgegebenen Antworten verstehen sich als Ergänzungen und keinesfalls als »richtige« Lösungen.

Attributionsstil bei Depression. Im nächsten Schritt wird der Bezug zur Depression hergestellt. Hier wird der »depressive Zuschreibungsstil« eingeführt, eine internale (oft stabile) Ursachenzuschreibung bei negativen Ereignissen, (Abb. 3.33).

Im Anschluss werden die Teilnehmer angeleitet, mögliche Konsequenzen dieses einseitigen Zuschreibungsstils abzuleiten (»Welche Folgen kann so ein Zuschreibungsstil haben?«) und mit den Antworten auf der darauffolgenden Folie ergänzt (z. B.

niedriges Selbstwertgefühl; vermehrte Niedergeschlagenheit; Rückzug, aus Angst Fehler zu machen; Ziele nicht erreichen). Abschließend wird gemeinsam mit den Teilnehmern eine ausgewogene Erklärung erstellt, welche mehrere Ursachenquellen einbezieht (also eine Mischung aus den Faktoren Selbst, andere, Umstände; Folien 31–33).

Funktionalität einseitiger Ursachenzuschreibung. Anhand der nächsten Folien (34–38) werden Funktionalitäten einseitiger Zuschreibungsstile in Form von Vor- und Nachteilen mit Hilfe von Beispielen erarbeitet. Zur Vereinfachung werden die Ursachenkategorien »andere« und »Umstände« zusammengefasst (externale Attribution) und der Kategorie »Selbst« (internale Attribution) gegenübergestellt. Zunächst sollen die Vor- und Nachteile der unterschiedlichen Zuschreibungsstile (internal vs. external) für ein Misserfolgsereignis gesammelt werden (Abb. 3.34; s. a. in diesem Abschn., »Spezifische Durchführungshinweise«). Depressionstypisch wäre dabei die einseitige Ursachenzuschreibung auf sich selbst (»Das war mein Fehler!«, »Ich bin unfähig!«).

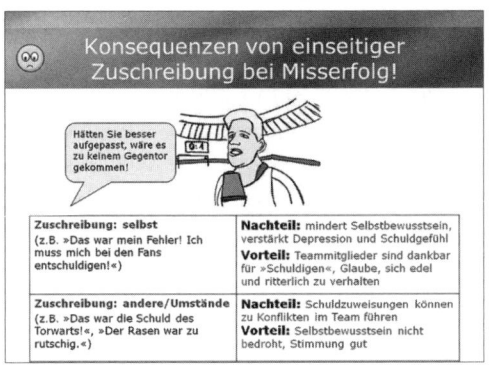

Abbildung 3.34 Erarbeiten von Funktionalitäten einseitiger Zuschreibung anhand eines Beispiels (Misserfolg)

Ausgewogene Ursachenzuschreibung. Im Anschluss wird gemeinsam eine ausgewogene Ursachenzuschreibung erarbeitet (Folien 39–40). Es ist wichtig, zu betonen, dass eine ausgewogene Ursachenzuschreibung nicht nur einen guten Kompromiss für den Schutz des Selbstwerts und den Umgang mit anderen Menschen darstellt, sondern auch am realistischsten ist. Daraufhin werden nach dem gleichen Muster die Funktionalitäten einseitiger Zuschreibung anhand eines zweiten Beispiels, in diesem Fall eines Erfolgserlebnisses, erarbeitet (Abb. 3.35; Folien 41–47).

Dabei werden hier, im Unterschied zum ersten Beispiel, zunächst die Vor- und Nachteile der externalen Attribution gesammelt, da eine externale Attribution bei Erfolg depressionstypisch ist. Unter Umständen kann hier auf die Informationen in Modul 4 (Selbstwert, Abschn. 3.5) zurückgegriffen werden (z. B. Lob annehmen).

Auf den Folien »Was hat das mit Depression zu tun« (48–51) werden

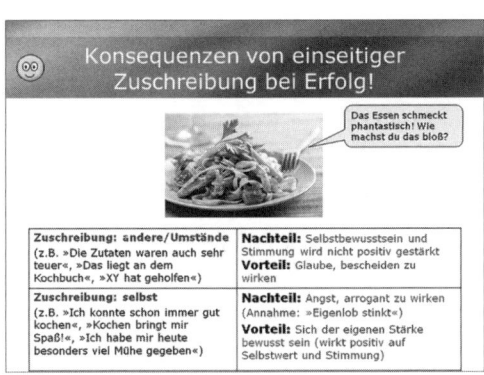

Abbildung 3.35 Erarbeiten von Funktionalitäten einseitiger Zuschreibung anhand eines Beispiels (Erfolg)

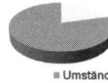

Abbildung 3.36 Depressionstypische Zuschreibung von Erfolg

Ereignis	Einseitige depressive Zuschreibung (Ursache: Selbst)	Verhalten	Langfristige Konsequenz
Ein Kollege/ Nachbar grüßt Sie im Vorbeigehen nicht.	„Tja, der merkt wohl auch, dass was mit mir los ist. Wer will mit einem Versager schon was zu tun haben."	Nach unten schauen, auch nicht grüßen.	Sozialer Rückzug von anderen Menschen; Bestätigung der Annahme sozial abgelehnt zu werden

Ereignis	Alternative Zuschreibung (Ursache: Mischung)	Verhalten	Langfristige Konsequenz
Ein Kollege/ Nachbar grüßt Sie im Vorbeigehen nicht.	„Vielleicht sehe ich so aus, als wäre ich in Gedanken versunken und er wollte mich nicht stören. Vielleicht hat er mich auch nicht erkannt."	Den Kollegen/ Nachbarn aktiv grüßen	Kontakt zu anderen aufrechterhalten oder neu suchen; positive Erfahrungen machen; Annahmen im Gespräch prüfen

Abbildung 3.37 Erarbeiten von Konsequenzen bei einseitigem Zuschreibungsstil

die für Depression typischen Zuschreibungsstile noch einmal zusammengefasst (z. B. externe Attribution bei Erfolg, s. Abb. 3.36).

Da diese Art der Zuschreibung nicht nur (wie in den vorangegangenen Beispielen dargestellt) das Selbstwertgefühl schwächt, sondern auch zusätzlich ungünstige Verhaltensweisen fördern kann, werden in den Folgefolien (52–61) für das Beispiel »Ein Kollege/Nachbar grüßt Sie im Vorbeigehen nicht« die Konsequenzen des depressiven Zuschreibungsstils auf Verhaltensebene erarbeitet. In einem zweiten Schritt werden die Konsequenzen für das Verhalten bei einem ausgewogeneren Zuschreibungsstil gemeinsam gesammelt (Abb. 3.37).

Bewältigungsstrategien. Schließlich werden mit der Folie »Wie komme ich zu hilfreicheren Bewertungen« Strategien eingeführt, um zu einer ausgewogenen, angemessenen und realistischeren Bewertung von Ereignissen zu kommen (Folien 62–67). Konkret werden mit den Teilnehmern die auf Folie 63 dargestellten Strategien diskutiert:

(1) **Reihenfolge bei der Ursachenfindung verändern:** bei negativen Ereignissen mit den »Umständen« und bei positiven bei »sich selbst« beginnen, ohne dabei zu einseitigen Erklärungen zu kommen
(2) **Perspektivübernahme:** hilfreicher Gedanke: »Was würden Sie denken, wenn einer anderen Person etwas Ähnliches passiert?«
(3) **Diskussion der kurz- und langfristigen Konsequenzen**, z. B. auf das Verhalten und das Erreichen von Zielen

Am Ende folgen drei Beispielsituationen für Erfolgs- und Misserfolgserlebnisse anhand derer ein ausgewogener Zuschreibungsstil geübt werden kann (Folien 68–70). Die Gruppe wird für jede der Situationen aufgefordert, ausgewogene Zuschreibungen zu diskutieren. Es ist keinesfalls das Ziel, definitive Antworten zu finden, sondern vielmehr unterschiedliche Möglichkeiten zu erwägen (s. a. in diesem Abschn., »Spezifische Durchführungshinweise«). Die Teilnehmer sollten dazu angehalten werden, die zuvor eingeführten Strategien zu üben (Reihenfolge bei der Ursachenfindung, Perspektivübernahme, Diskussion der kurz- und langfristigen Konsequenzen). Es hat sich für die Reihenfolge der Ursachenfindung bewährt, bei negativen Ereignissen bei den anderen Menschen oder den Umständen zu beginnen, und bei positiven Ereignissen zu versuchen, sich selbst als Ursache zuerst zu nennen (vor anderen und den Umständen).

Das Modul endet mit einer Zusammenfassung der Lernziele (Folien 71–77).

Spezifische Durchführungshinweise

Bei den Folien 34–40 zur Erarbeitung von Funktionalitäten eines einseitigen Zuschreibungsstils anhand eines Misserfolgs (s. a. Abb. 3.34) ist Folgendes zu beachten: Als Beispiel ist hier ein Fußballspieler (z. B. Stürmer) dargestellt, der sich dem (Journalisten-)Vorwurf »Hätten Sie besser aufgepasst, wäre es zu keinem Gegentor gekommen!« stellen muss. Tatsächlich ist dies eine Situation, die mit sehr hoher Wahrscheinlichkeit weit entfernt vom Alltag der Gruppenteilnehmer ist. Gerade Patienten, die sich sonst wenig an der Gruppendiskussion beteiligen, fällt es häufig leichter, sich bei derartigen Beispielen »aus der Distanz« einzubringen. Zögern die Teilnehmer, kann das Beispiel auch noch einmal von den Therapeuten leicht abgewandelt eingeleitet werden (»Sie zögern. Das ist verständlich. Sie sind ja alle keine berühmten Fußballspieler, die sich in Interviews verteidigen müssen, obwohl die Situation, die hier dargestellt wird, viele von Ihnen in ähnlicher Form wahrscheinlich kennen. Im Prinzip geht es ja darum, dass jemandem ein Fehler vorgeworfen wird. Nun kann dieser die Schuld bei sich, bei anderen oder den Umständen suchen. Was könnten bei dem jeweiligen Zuschreibungsstil Vor- und Nachteile sein?«). Bei Bedarf kann auch ein konkretes Beispiel aus dem Alltag der Patienten bearbeitet werden (z. B.: Kollege wirft vor: »Hättest du dich mehr angestrengt, hätten wir den Auftrag nicht verloren!«; Freund wirft vor »Hättest du besser aufgepasst, hätten wir uns nicht verfahren und wären rechtzeitig angekommen!«).

Bei den Folien 66–68, die Beispielsituationen zum Einüben eines veränderten Zuschreibungsstils zeigen, kann Tabelle 3.1 genutzt werden. Sie enthält als Anregung einige Vorschläge zur Ursachenzuschreibung für den Therapeuten entsprechend der drei Kategorien (Selbst, andere, Umstände). Die Kategorieneinteilung ist aber zum Teil künstlich und enthält Überschneidungen. Insgesamt ist das Ziel, Ursachen aus möglichst vielen Kategorien zu finden, um zu einer realistischen, flexiblen Bewertung zu kommen.

Tabelle 3.1 Vorschläge für die Ursachenzuschreibung entsprechend der unterschiedlichen Kategorien (Folie 66–68)

Szenario	Zuschreibung		
	Ich	Andere	Umstände
Ein Freund gratuliert Ihnen nicht zum Geburtstag.	▶ Ich bin ihm nicht wichtig.	▶ Er ist sehr vergesslich.	▶ Er hat mich nicht erreichen können.
Ein Freund hat Ihnen ein Geschenk gekauft.	▶ Ich bin ihm wichtig. ▶ Ich habe ihm vor Kurzem geholfen.	▶ Er ist großzügig. ▶ Er zeigt anderen mit Geschenken, dass er sie mag.	▶ Er hat zufällig etwas Passendes für mich gesehen. ▶ Ich habe Geburtstag.
Man lädt Sie zu einem Vorstellungsgespräch ein.	▶ Ich bin für die Stelle sehr gut qualifiziert. ▶ Ich habe eine aussagekräftige Bewerbung geschrieben.	▶ Die brauchen ganz dringend jemanden. ▶ Ein Kollege hat mich empfohlen.	▶ Ich hatte Glück und meine Bewerbung kam zur rechten Zeit. ▶ Es gab nur wenige Bewerbungen.

> **Schwierige Fragen von Teilnehmern**
> **Teilnehmerfrage zu Folien 34–40:** »Bei dem Beispiel mit dem Fußballer macht es doch einen großen Unterschied, ob er ›wirklich schuldig‹ an dem Gegentor ist oder nicht. Wenn ich an etwas beteiligt bin und dann behaupte, es lag an anderen oder den Umständen, dann belüge ich mich doch selbst! Ich würde mich dann noch schlechter fühlen!«
> **Mögliche Antwort der Therapeuten:** »Da haben Sie recht. Tatsächlich ist es bei Kritik oder auch bei Misserfolg sehr wichtig, sich damit auseinanderzusetzen, was der eigene Anteil ist, ggf. Verantwortung zu übernehmen und sich bspw. bei anderen zu entschuldigen. Dies ist v. a. Thema von Modul 3. Nun hat es sich aber gezeigt, dass Menschen, die zu Depression neigen, eher selten die Angewohnheit haben, die Schuld immer von sich zu weisen (und damit langfristig viele Konflikte mit anderen zu bekommen). Vielmehr suchen sie als Erstes die Schuld bei sich selbst. Eben auch dann, wenn sie nicht oder nicht allein die Verantwortung tragen. Gerade beim Beispiel Fußball ist es m. E. schwierig, einem Einzelnen die Schuld zu geben, schließlich wird im Team gespielt. Um dieser Tendenz entgegenzuwirken, ist es im Falle von Depression sinnvoll zu schauen, ob auch andere oder die Umstände am Entstehen eines negativen Ereignisses (mit)beteiligt sind. Ihren eigenen Anteil darüber zu vergessen, ist häufig eine unberechtigte Sorge.«

Quellenverweis
Einige Übungen und Bilder wurden dem MKT für schizophrene Patienten entlehnt (Moritz, Vitzthum et al., 2013, www.uke.de/mct).

Hinweise zu den Nachbereitungsbögen

In den Nachbereitungsbögen (s. Anhang, NB 5) werden die im Modul vermittelten Informationen zur »Über- oder Untertreibung« und zum »Attributionsstil« verschränkt mit Beispielen wiederholt. Dabei werden die Patienten angeleitet, persönliche Beispiele zu finden und die dysfunktionalen Sichtweisen zu verändern. Für beide Denkverzerrungen sind je zwei Übungen vorhanden: Eine Übung zur Übertreibung und eine zur Untertreibung sowie je eine Übung zur veränderten Zuschreibung bei einem positiven bzw. einem negativen Ereignis. Patienten sollten sich nach Möglichkeit schon in der Sitzung überlegen, zu welchem Thema sie sich vornehmen möchten, eine Hausaufgabe zu erledigen.

3.7 Modul 6: Verhaltensweisen und Strategien

> **Übersicht**
>
> **Schwerpunkte**
> (1) Abbau dysfunktionaler Coping-Strategien (Grübeln, Unterdrückung negativer Gedanken, sozialer Rückzug) und Meta-Annahmen
> (2) Aufbau funktionalerer Strategien und Meta-Annahmen

Ziele

Das Modul beschäftigt sich mit dysfunktionalen Coping-Strategien (Grübeln, Unterdrückung negativer Gedanken, sozialer Rückzug), welche die depressive Symptomatik kennzeichnen und aufrechterhalten. Ziel ist es, den Teilnehmern Hilfestellungen für funktionale Strategien und Verhaltensweisen an die Hand zu geben sowie ungünstige Meta-Annahmen über die vermeintliche Nützlichkeit der Strategien aufzuzeigen und zu modifizieren.

Modul- und Aufgabenbeschreibung

Grübeln. Nach einer kurzen Einführung beginnt das Modul mit einer einleitenden Frage zum Grübeln (»Kennen Sie Grübeleien?«, Folie 7). Die Teilnehmerantworten sollen dem Therapeuten eine Einschätzung ermöglichen, welche Bedeutung das Grübeln in der aktuellen Teilnehmergruppe hat. Ferner können die Antworten dafür genutzt werden, nachfolgende Beispiele entsprechend anzupassen. Die daran anschließenden Fragen (z. B. »Hilft Ihnen Grübeln dabei, Probleme zu lösen?«, Abb. 3.38; Folien 8–11) zielen auf die Exploration

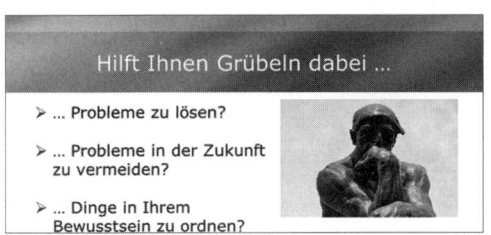

Abbildung 3.38 Fragen zur Exploration dysfunktionaler positiver Meta-Annahmen zum Grübeln

verbreiteter dysfunktionaler *positiver* Meta-Annahmen über das Grübeln in der aktuellen Teilnehmergruppe ab (z. B. »Grübeln hilft, Probleme zu lösen«).

In einem nächsten Schritt werden dysfunktionale *negative* Meta-Annahmen über das Grübeln mit Hilfe von Fragen exploriert (z. B.: »Ist Grübeln aber gefährlich? Ein Zeichen den Verstand zu verlieren?«; Folien 12–15). Ziel der Diskussion ist das folgende Fazit: Grübeln ist nicht per se gefährlich, aber auch nicht hilfreich (Folien 16–17). Auch gesunde Menschen grübeln, erleben es aber häufig als besser kontrollierbar. Da die dysfunktionalen Annahmen (v. a. die positiven) das Grübeln aufrechterhalten, sollen diese im weiteren Verlauf des Moduls unter Einsatz von Übungen modifiziert werden.

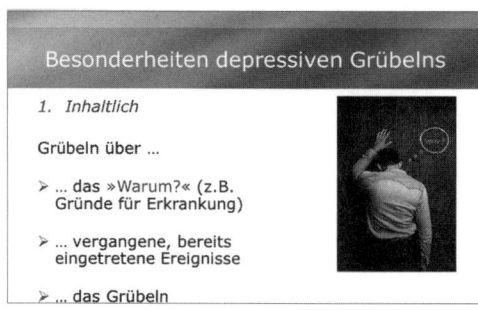

Abbildung 3.39 Besonderheiten des Grübelns

Zu diesem Zweck wird in einem ersten Schritt das Grübeln vom Nachdenken und Problemlösen abgegrenzt und dessen Besonderheiten definiert (Abb. 3.39, Folien 18–30).

Es ist empfehlenswert, den vermeintlichen Nutzen (sowie die Gefahren) von Grübeln in Frage zu stellen, um so die dysfunktionalen Meta-Annahmen zu verändern. Dies stellt die Grundlage für die nachfolgende Einführung konkreter Verhaltensweisen im Umgang mit dem Grübeln dar (»Was hilft gegen Grübeln?«, Folien 31–45). Bevor die konkreten Strategien vorgestellt werden, ist es günstig, die Teilnehmer nach bereits bekannten Strategien und jeweiligen Erfahrungen zu fragen. Folgende Strategien können beispielsweise von therapieerfahrenen Patienten zur Reduktion von Grübelgedanken genannt werden:

▶ **Der »Grübeltermin« mit einem »Grübelbuch«.** Dabei wird ein bestimmter Termin in einem bestimmten Zeitabschnitt, z. B. eine halbe Stunde jeden Abend um 20 Uhr, zum Grübeln gezielt geplant. Die restliche Zeit über werden die Grübelgedanken auf diese bestimmte Stunde verschoben. Patienten werden angeregt, die Grübelgedanken zu notieren, da es sich oft um relevante, hoch emotionale Themen handelt und diese durch das Aufschreiben einen Platz erhalten.

▶ **Der »Grübel-Stopp«.** Hier werden Patienten angeleitet, das Grübeln zu stoppen, indem sie zu sich selbst »Stopp!« sagen und sich z. B. zusätzlich vor dem inneren Auge ein Stoppschild vorstellen. Anschließend wird oft versucht, positive Gedanken durch das Aufsagen von positiven Sätzen zu fördern.

Die beiden Techniken sind an dieser Stelle lediglich dargestellt, damit Therapeuten entsprechende Beiträge der Patienten einordnen können. Die Methoden stellen klassische VT-Techniken da und werden häufig in anderen Gruppen- oder Einzeltherapien vermittelt. Haben die Patienten mit diesen oder ähnlichen Techniken gute Erfahrungen gemacht und ihr Grübeln reduzieren können, sollten die Therapeuten diese nicht in Frage stellen oder davon abraten, sondern sie einfach stehen lassen und durch die nachfolgend beschriebenen ergänzen. Werden die Techniken nicht genannt, sind diese aber auch nicht separat aufzuführen. In der aktuellen Version des D-MKTs wird den im Folgenden dargestellten Strategien der Vorzug gegeben.

Gedankenunterdrückung. Als Einstieg in die Vermittlung der Strategien (und die weitere Modifikation von Meta-Annahmen) werden die Patienten – ohne eine Antwort abzuwarten – gefragt, ob das Unterdrücken negativer Gedanken gegen das Grübeln hilft. Mit Hilfe eines kurzen Verhaltensexperimentes (die Patienten sollen versuchen, Gedanken an einen Elefanten zu unterdrücken) soll den Teilnehmern aufgezeigt werden, dass Gedankenunterdrückung keine hilfreiche, ja sogar eine kontraproduktive Strategie ist, da dies das Auftreten sich aufdrängender negativer Gedanken eher verstärkt (Abb. 3.40, Folien 31–37).

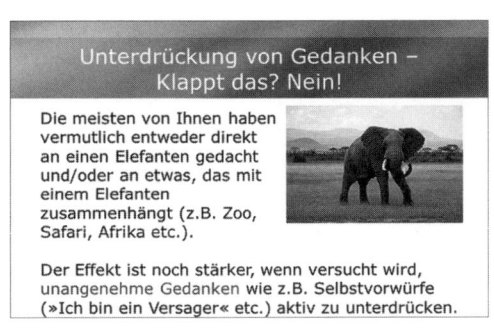

Abbildung 3.40 Gedankenunterdrückung

Das Gehirn erkennt das Wort »nicht« später bzw. schlechter, und somit erzeugt die Forderung, »nicht« an etwas zu denken, das Gegenteil.

Bewertungsfreies Wahrnehmen. Für den Umgang mit sich aufdrängenden Gedanken werden alternative Möglichkeiten eingeführt, um einen »inneren Abstand« zu gewinnen. Dafür wird das Konzept des »bewertungsfreien Wahrnehmens« aus der Achtsamkeitsbasierten Kognitiven Therapie (MBCT, Segal et al., 2008) kurz beschrieben (Folien 38–43). Es ist hilfreich, Gedanken nicht als Tatsachen anzusehen, sondern als »Ereignisse im Kopf«, und diese lediglich wahrzunehmen, aber nicht zu bewerten. Diese bewertungsfreie Wahrnehmung kann helfen, Abstand zu den Gedanken zu bekommen und nicht in »Grübelschleifen« zu verfallen. Zur Verdeutlichung werden hilfreiche innere Bilder eingeführt (z.B. Gedanken als vorbeifahrende Züge oder vorbeiziehende Wolken zu betrachten). Diese können den Teilnehmern die Anwendung der Strategie erleichtern.

Als eine weitere Möglichkeit, inneren Abstand zu gewinnen, hat sich eine Atemübung bewährt, die in der Sitzung mit den Teilnehmern durchgeführt wird (Folien 44–45). Im folgenden Kasten befindet sich eine wörtliche Anweisung, welche für die Gruppensitzung genutzt werden kann.

> **Einfache Atemübung**
> Setzen Sie sich nun in einer entspannten Haltung auf Ihren Stuhl, die Füße etwas auseinander, fest auf dem Boden, die Hände auf den Oberschenkeln, den Rücken gegen die Stuhllehne, die Augen leicht geschlossen. Falls es Ihnen unangenehm ist, die Augen zu schließen, fixieren Sie einen Punkt wenige Meter vor Ihnen auf dem Boden. Balancieren Sie Ihren Kopf leicht auf dem Körper aus, bis er in einer

bequemen Lage ist, und beginnen Sie, Ihre Aufmerksamkeit auf Ihren Atem zu lenken.

Kurze Pause (jeweils ca. 10–15 Sekunden)

Beobachten Sie Ihren Atem, wie er einströmt und wieder ausströmt.

Kurze Pause

Vielleicht merken Sie, wie sich beim Einatmen Ihre Brust oder Ihre Bauchdecke hebt und sich beim Ausatmen senkt.

Kurze Pause

Wenn Ihre Gedanken abschweifen oder wenn sich Gedanken aufdrängen, ist das in Ordnung. Nehmen Sie das wahr und probieren Sie ganz sanft mit Ihrer Aufmerksamkeit wieder zu Ihrem Atem zurückzukehren.

Kurze Pause

Richten Sie nun die Aufmerksamkeit auf Ihre Nase und spüren Sie, wie die Atemluft durch Ihre Nase streicht, die unterschiedlichen Empfindungen beim Einatmen und beim Ausatmen. Lassen Sie Ihren Atem frei durch die Nase fließen und richten Sie immer wieder Ihre Aufmerksamkeit auf die Empfindung an der Nase.

Kurze Pause

Vielleicht merken Sie, wie die Luft beim Einatmen etwas kühler ist und beim Ausatmen etwas wärmer wieder ausströmt.

Kurze Pause

Wenn Ihre Gedanken abschweifen oder wenn sich Gedanken aufdrängen, ist das in Ordnung. Nehmen Sie das wahr und probieren Sie ganz sanft mit Ihrer Aufmerksamkeit wieder zu Ihrem Atem zurückzukehren.

Kurze Pause

Probieren Sie, Ihren Atem ganz achtsam wahrzunehmen. Nehmen Sie sich etwas persönliche Zeit, ihn genau zu beobachten.

Pause (1 Minute)

Nehmen Sie sich noch drei Atemzüge Zeit, bevor Sie die Übung beenden und in Ihrem eigenen Tempo wieder zurück in den Raum kehren.

Kurze Pause

Recken und strecken Sie sich und öffnen Sie die Augen.

Im Anschluss an die Übung sollte eine kurze Nachbereitung erfolgen. Zu diesem Zweck hat sich eine schnelle Blitzlichtrunde bewährt. So erhalten die Therapeuten einen Eindruck von jedem der Teilnehmer und können bei Bedarf noch einmal auf Probleme eingehen (ggf. nach der Sitzung). Schwierigkeiten treten selten (und wenn überhaupt) eher bei Patienten mit anderen Primärdiagnosen als Depression auf (z.B. Posttraumatischer Belastungsstörung). Weitaus häufiger machen diese Patienten von vornherein diese Übung gar nicht erst mit, da sie bereits die Erfahrung gemacht haben, dass ähnliche Übungen Intrusionen fördern können. Damit die Patienten auch nach der Sitzung selbstständig eine solche Atemübung durchführen, ist es sinnvoll, im Anschluss noch einmal gemeinsam zu rekapitulieren, wozu der Therapeut bei der Atemübung genau angeleitet hat (Folie 45). Zusätzlich kann auch noch auf die Kurzanleitung in den Nachbereitungsbögen hingewiesen werden (s. Anhang, NB 6).

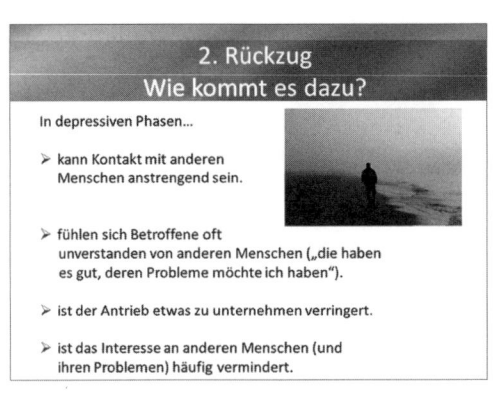

Abbildung 3.41 Wie es zum Rückzug bei Depression kommen kann

Rückzug. Im zweiten inhaltlichen Abschnitt wird das Thema »Rückzug« als weitere dysfunktionale Coping-Strategie besprochen (Folien 46–51). Zum Einstieg wird die Gruppe gefragt, wie es zum Rückzug bei Depression kommen kann. Die Antworten können dann von den Therapeuten mit Hilfe der Folie ergänzt und diskutiert werden (Abb. 3.41).

Ziel der Diskussion ist es, den Teilnehmern zu vermitteln, dass ein Rückzug in der Depression grundsätzlich verständlich ist. Es wird so versucht, eine mögliche Abwertung des persönlichen Rückzuges auf der Meta-Ebene zu modifizieren (i.S.v. »Ich bin selbst schuld, dass ich so depressiv geworden bin, ich hab mich ja auch zurückgezogen. Ich Idiot!«). Der Rückzug ist verständlich. Um an dieser Stelle aber nicht »stehen zu bleiben« (und sich immer weiter zurückzuziehen), wird die Frage aufgeworfen »Ist Rückzug aber auch hilfreich?« (Folie 52). Damit beginnt die Diskussion über die Konsequenzen des Rückzugs (vor allem für die Stimmung). Anschließend wird der Inaktivitätsteufelskreis der Depression besprochen (Folie 53). Ist dieser einem oder mehreren Patienten bekannt (z.B. aus einer vorangegangen oder parallel besuchten Therapie), können diese gebeten werden, den Teufelskreislauf den anderen Teilnehmern zu erklären. Dabei besteht der Inaktivitätsteufelskreis der Depression unter anderem darin, dass der mit Depression einhergehende mangelnde Antrieb Rückzug und Inaktivität begünstigt (»Je schwerer es mir fällt, mich aufzuraffen, desto weniger unternehme ich.«). Weniger Aktivitäten werden durchgeführt (und das Erleben von positiven Ereignissen erschwert). Die Stimmung verschlechtert sich (»Je weniger ich unternehme, desto weniger schöne Dinge erlebe ich. Meine Stimmung wird immer schlechter.«) und führt zur weiteren

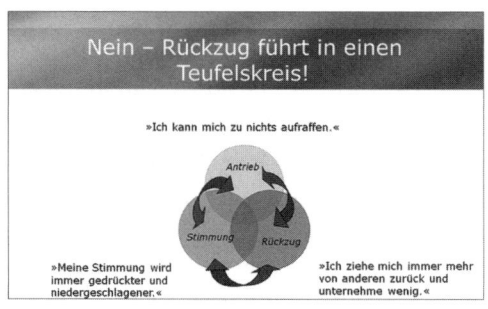

Abbildung 3.42 Teufelskreis der Depression

Abnahme des Antriebes (»Je schlechter meine Stimmung ist, desto schwieriger fällt es mir, mich aufzuraffen.«). Betont werden sollte bei der Besprechung des Teufelskreises vor allem der Faktor Rückzug, da dieser wenig hilfreich für die Bewältigung einer Depression ist (Abb. 3.42). Ja, er kann die Symptomatik sogar fördern. Wichtig ist es daher, dem Rückzug zu »trotzen« und (wieder) aktiv zu werden.

Mit den Folien 54–58 werden Schritte in Richtung Aktivitätsaufbau vermittelt (»Probieren Sie diesen Teufelskreis zu durchbrechen!«). Wichtig ist, die Patienten nicht zu überfordern: In Zeiten der akuten Depression kosten kleine Schritte des Aktivitätsaufbaus sehr viel Kraft. Bei Bedarf können hier auch Inhalte von Modul 3 zum Thema »das richtige Maß finden« aufgriffen werden (s. Abschn. 3.4, »Modul- und Aufgabenbeschreibung«). Ein Beispiel für einen kleinen Schritt zur Kontaktaufnahme wäre, eine andere Person kurz anzurufen, anstatt sie zu besuchen, z. B. wenn der Besuch (noch) zu anstrengend ist. Es gilt, diese ersten Schritte wertzuschätzen und die Motivation für Aktivität aufzubauen. Am Ende der Sitzung werden die Hauptinhalte wiederholt, um langfristiges Lernen und Behalten zu unterstützen und zu fördern (Folien 59–65).

Allgemeine Empfehlungen

In vielen wissenschaftlichen Arbeiten wird »Grübeln« (»rumination«) von »sich Sorgen machen« (»to worry«) abgegrenzt (z. B. Watkins, Moulds & Mackintosh, 2005). Inhaltlich besteht eine starke Überschneidung zwischen den beiden Konstrukten. »Sich sorgen« ist allerdings per definitionem auf Ereignisse in der Zukunft ausgerichtet, während Grübeln sich auf Ereignisse in der Vergangenheit bezieht (vgl. in diesem Abschn., »Schwierige Fragen von Teilnehmern«). Im D-MKT steht das Grübeln im Vordergrund. Der Begriff »sich sorgen« wird nicht eigens thematisiert, da sowohl bei Grübeln als auch »sich sorgen« ähnliche therapeutische Strategien genutzt werden und die zusätzliche Differenzierung häufig eher zu Verwirrungen auf Patientenseite führt. Generell wird Depression auch eher mit Grübeln assoziiert (und generalisierte Angststörung eher mit »sich sorgen«).

Die Teilnehmer sollten in dem Modul unbedingt die Gelegenheit haben, eigene Erfahrungen mit Grübeln oder sozialem Rückzug (insbesondere während depressiver Phasen) zu schildern, um den Transfer des Gelernten auf eigene Bewertungen und eigenes Verhalten zu fördern.

Spezifische Durchführungshinweise
Bei der Übung »Denken Sie nicht an einen Elefanten« (Folie 33) kann in gewissen Abständen der Satz »Bitte denken Sie immer noch nicht an einen Elefanten« vonseiten der Therapeuten wiederholt werden. So wird der zu demonstrierende Effekt der Übung verstärkt.

> **Schwierige Fragen von Teilnehmern**
> **Teilnehmerfrage zu Folie 22:** »Auf der Folie ›Besonderheiten depressiven Grübelns‹ steht, dass sich Grübeln vor allem auf Ereignisse in der Vergangenheit bezieht. Ich grüble aber vor allem über Ereignisse in der Zukunft!«
> **Mögliche Antwort der Therapeuten:** »In der psychologischen Forschung hat sich gezeigt, dass sich Grübeln vor allem auf die Vergangenheit bezieht. Beziehen sich die Gedanken eher auf die Zukunft, wird in der Regel von ›sich Sorgen machen‹ gesprochen. Grübeln und Sorgen ist nun aber etwas ganz Ähnliches, sodass Sie wahrscheinlich genauso von den Strategien, die wir gleich besprechen, profitieren können.«
>
> **Teilnehmerfrage zum Umgang mit Grübeln:** »Ich grübele vor allem über die Trennung von meinem Freund nach. Das ist doch was sehr Schlimmes. Wie soll es mir gelingen, die Trennung nicht negativ zu bewerten?«
> **Mögliche Antwort der Therapeuten:** »Ja, eine Trennung kann wirklich etwas sehr Schlimmes und Trauriges sein. Tatsächlich soll es auch nicht darum gehen, das in Frage zu stellen. Die Frage ist aber, ob das Grübeln darüber in irgendeiner Form für Sie hilfreich ist?«

Quellenverweis
Positive und negative Meta-Annahmen zum Grübeln sind u. a. im Metakognitionsfragebogen (MKF, s. Arndt et al., 2011; Wells, 2011, s. Abschn. 4.3) aufgeführt und Teil der Metakognitiven Therapie (MCT) nach Adrian Wells. Der Teufelskreis der Depression ist in einer Vielzahl von verhaltenstherapeutischen Publikationen dargestellt (u. a. bei Schaub et al., 2006). Einige Übungen sind dem myMCT für Zwangsstörungen (Moritz & Hauschildt, 2012) entlehnt.

Hinweise zu den Nachbereitungsbögen
In den Nachbereitungsbögen (s. Anhang, NB 6) werden die beiden dysfunktionalen Strategien »Grübeln« und »sozialer Rückzug« sowie die damit einhergehenden dysfunktionalen Meta-Annahmen wiederholt. Für den alternativen Umgang mit Grübelgedanken werden die Patienten angeleitet, sich ein hilfreiches Bild zu überlegen, um diese besser loslassen zu können. Ferner gibt es eine Anweisung zu einer kurzen Atemmeditation. Für den Bereich »sozialer Rückzug« werden die Patienten dazu aufgefordert, Aktivitäten konkret zu planen. Um einer Überforderung vorzubeugen, sollten die Patienten nach Möglichkeit bereits am Ende der Sitzungen festlegen, ob sie die Hausaufgaben zum alternativen Umgang mit Grübeln *oder* sozialem Rückzug bis zur nächsten Sitzung bearbeiten wollen.

3.8 Modul 7: Denken und Schlussfolgern 4

> **Übersicht**
>
> **Schwerpunkte**
> Identifikation und Modifikation von Denkverzerrungen, die »voreiliges Schlussfolgern« (negative Gedanken anderer lesen, Zukunft voraussagen) begünstigen.

Ziele
Ziel des Moduls ist es, den Teilnehmern zu vermitteln, dass sie sich bei der Bewertung von Situationen nicht vom ersten (oft negativen) Eindruck lenken lassen. Anhand verschiedener Beispiele und Übungen wird in der Trainingseinheit die Dysfunktionalität von voreiligem Schlussfolgern sowie die damit verbundenen Denkverzerrungen (»negative Gedanken anderer lesen«, »die Zukunft voraussagen«) verdeutlicht. Konkret wird den Teilnehmern gezeigt, wie dysfunktional es sein kann, sich auf die erste Einschätzung zu verlassen, da diese vor allem in der Depression häufig verzerrt sein kann. Voreiliges Schlussfolgern begünstigt eine einseitige Interpretation, welche wiederum die negative Stimmung (z. B. sich sorgen, Ängste) weiter verstärkt und somit zur sich selbst erfüllenden Prophezeiung werden kann. Daher ist es hilfreicher, eine flexible Haltung zu bewahren und viele Informationen einzuholen.

Modul- und Aufgabenbeschreibung
Das Modul beginnt mit einer kurzen allgemeinen Einleitung zum Thema »Denken und Schlussfolgern« (analog zu den Modulen 1, 3 und 5 der Themeneinheit »Denken und Schlussfolgern«, s. Abschn. 3.1, »Eröffnung einer Sitzung«). Dann wird zunächst voreiliges Schlussfolgern ganz allgemein definiert (Folien 8–9) und anschließend werden die Besonderheiten des voreiligen Schlussfolgerns bei Depression beschrieben (Folien 10–12).

Dabei wird hier zwischen den beiden folgenden Unterformen differenziert: »negative Gedanken anderer lesen« (Abb. 3.43; Folien 13–37) und »die Zukunft voraussagen« (Folien 38–47), welche je in einem Abschnitt genauer erläutert werden. Um die Beteiligung zu erhöhen, kann es hilfreich sein, die Teilnehmer zu Beginn um mögliche Erklärungsversuche für den Begriff zu bitten, bevor einer der Therapeuten eine kurze Definition des jeweiligen Begriffes vorgibt. Anschließend werden die Teilnehmer jeweils gefragt, ob sie diese Denkmuster schon einmal bei sich

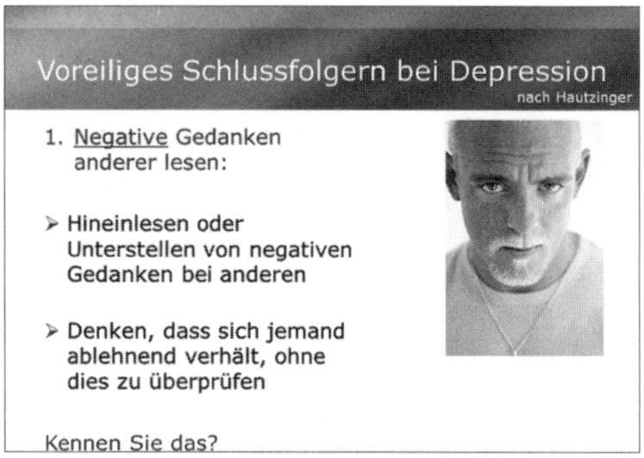

Abbildung 3.43 Einführung der Denkverzerrung »negative Gedanken anderer lesen«

bemerkt haben und ob ihnen eigene Beispiele einfallen. So kann die Relevanz der Denkverzerrungen in der jeweiligen Gruppe besser abgeschätzt werden und die vorgegebenen Beispiele können während der Sitzung ggf. individuell angepasst werden.

Ereignis	Negative Gedanken lesen	Positive oder neutrale Gedanken lesen
Leute stehen zusammen und lachen. Sie trifft ein Blick.	»Die lachen über mich, weil sie mich nicht mögen!«	»Die sprechen über etwas Witziges«, »Die freuen sich, mich zu sehen!«

Abbildung 3.44 Beispiel zu »negative Gedanken anderer lesen«

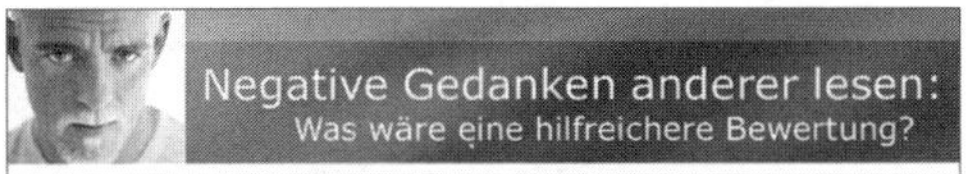

Negative Gedanken anderer lesen. Um die Denkverzerrung »negative Gedanken anderer lesen« genauer zu verdeutlichen, wird im Anschluss an die Begriffsklärung gemeinsam mit den Teilnehmern ein Beispiel auf den Folien besprochen (»Leute stehen zusammen und lachen. Sie trifft ein Blick.«, Abb. 3.44, Folien 17–19).

Dabei wird zunächst (analog zu den Beispielen in den anderen Modulen zum Denken und Schlussfolgern) eine Bewertung entsprechend der Denkverzerrung »negative Gedanken anderer lesen« gesucht, bevor dann eine alternative, hilfreichere Bewertung (hier dann im Sinne von »positive oder neutrale Gedanken anderer lesen«) diskutiert wird. Nach Möglichkeit können auch hier wieder die Konsequenzen für Stimmung und Verhalten der jeweiligen Bewertung mit in die Diskussion einbezogen werden.

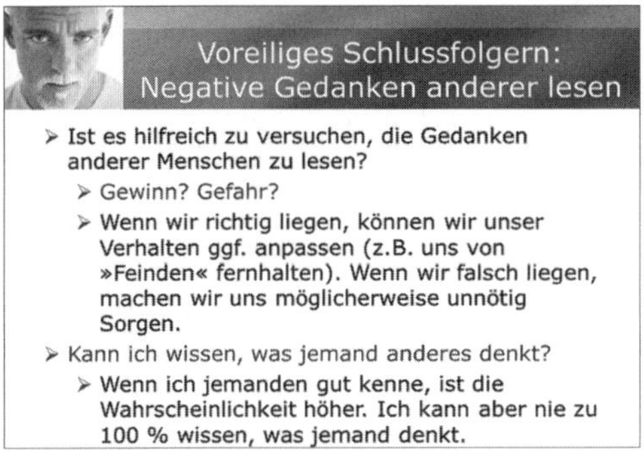

Abbildung 3.45 Modifikation der Denkverzerrung »negative Gedanken anderer lesen«

Anschließend werden Vor- und Nachteile (Gewinn? Gefahr?) dieser Denkverzerrung gemeinsam gesammelt und diskutiert (Folien 23–27). Zusätzlich wird die Frage aufgeworfen, ob wir eigentlich wissen können, was andere denken (Abb. 3.45, Folie 27).

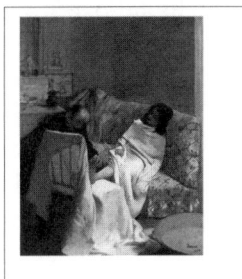

Abbildung 3.46 Gedanken des Künstlers lesen: »Wie lautet der Bildtitel?« (korrekt ist (a) Die Pediküre).

Um zu überprüfen, inwieweit wir die Gedanken anderer überhaupt lesen können, werden die Patienten zu einer Übung eingeladen (Folien 28–37). Den Teilnehmern werden verschiedene Gemälde präsentiert mit der anschließenden Aufgabe, aus vier Antwortalternativen den richtigen Titel auszuwählen, also »die Gedanken des Künstlers zu lesen« (z. B. Abb. 3.46).

Während die Lösung bei einigen Bildern offensichtlich erscheint, wird die genauere Bedeutung jedoch bei anderen Bildern erst nach intensiver Betrachtung deutlich. Dies wird einige Teilnehmer dazu verleiten »voreilig zu schlussfolgern« und dem Künstler speziell »negative Gedanken« zu unterstellen, indem beispielsweise eher die negativ konnotierten Bildtitel ausgewählt werden. Nachdem die Teilnehmer sich jeweils für einen Bildtitel entschieden haben, sind gemeinsam Pro- und Contra-Argumente für die unterschiedlichen Titelmöglichkeiten zu sammeln (»Welche Einzelheiten sprechen für oder gegen den Bildtitel?«), zu diskutieren und auf ihre Plausibilität hin zu überprüfen. Die Patienten können auf Bildelemente aufmerksam gemacht werden, die ihnen entgangen sind, die aber Hinweise für den korrekten Bildtitel geben bzw. andere Antwortalternativen ausschließen (s. auch Abschn. 3.8, »Spezifische Durchführungshinweise«). Der Nachteil von voreiligem Schlussfolgern (und negative Gedanken lesen) wird am effektivsten demonstriert, indem sowohl kurz nach Präsentation des neuen Bildes als auch am Ende einer ausführlichen Diskussion eine separate Einschätzung gegeben wird. Sofern sich Gruppen innerhalb der Teilnehmer gebildet haben, die unterschiedliche Interpretationen favorisieren, kann der Therapeut eine Diskussion anregen und den Austausch der Argumente moderieren. Die Anzahl der gezeigten Bilder ist der zur Verfügung stehenden Zeit anzupassen. Bei diskussionsfreudigen Gruppen können Bilder übersprungen werden.

Die Zukunft voraussagen. Nach der Einführung der Denkverzerrung »die Zukunft voraussagen« wird auch diese mit Hilfe eines Beispiels erläutert (Folien 38–47). Dieses stammt von einer früheren D-MKT-Teilnehmerin, welche in einem harten Winter mit viel Glatteis die Angst äußerte: »Ich könnte hinfallen«. Dabei wurden von ihr – entsprechend der Denkverzerrung – eine Reihe von aufeinanderfolgenden Katastrophen-Vorhersagen gemacht (»Ich könnte auf den Kopf fallen«, »Der Kopf könnte auf einem Stein landen«; »Ich könnte bewusstlos werden«, »Keiner findet mich«, Abb. 3.47).

Ziel ist es, den Teilnehmern zu vermitteln, dass an jeder Stelle dieser negativen Vorhersage (»worst case scenario«) auch eine alternative, weniger katastrophale oder harmlosere Vorhersage möglich wäre: (1) Selbst wenn eine Person hinfällt, fällt sie möglicherweise nicht auf den Kopf, sondern auf den Po. (2) Selbst wenn man auf den Kopf fällt, fällt dieser möglicherweise nicht auf einem Stein, sondern landet weich, usw. (Abb. 3.47). Ein Ausstieg aus der »Katastrophenkette« ist also bei jeder einzelnen Vorhersage möglich. Bei Bedarf (z. B. in jüngeren Patientengruppen) kann ein weiteres Beispiel ergänzend besprochen werden (»Ich könnte die Prüfung nicht bestehen«; »Ich könnte durch die mündliche

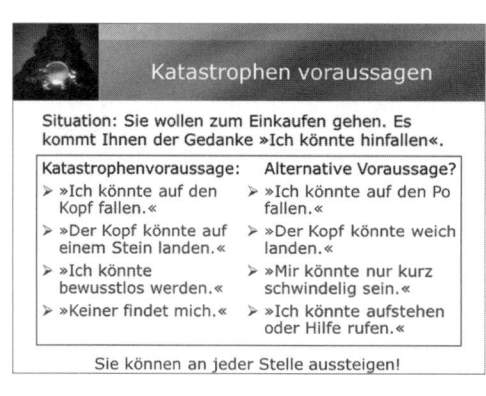

Abbildung 3.47 Beispiel zur Denkverzerrung »die Zukunft voraussagen«

Nachprüfung fallen«; »Ich könnte nicht mehr weiterstudieren.«, »Ich könnte keinen Job finden.«; »Ich könnte für den Rest meines Lebens Hartz IV-Empfänger sein«). Anschließend werden möglich Folgen von »Zukunft voraussagen« mit den Teilnehmern gesammelt und diskutiert (z. B. sich selbst erfüllende Prophezeiungen, Bestätigungstendenz; Folien 48–49).

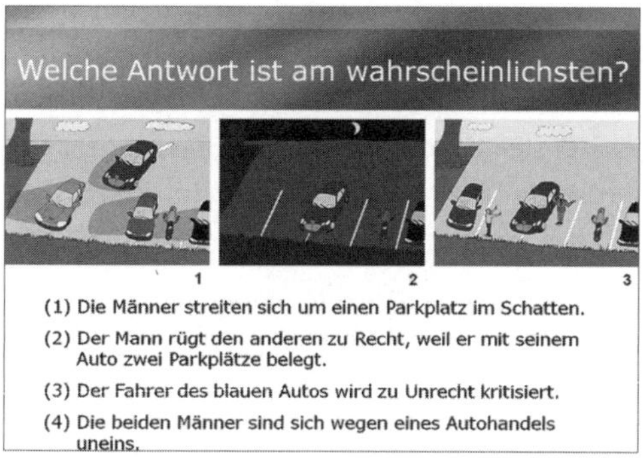

Abschließend folgt eine Aufgabe (Bildergeschichte; Folien 50–55) zum voreiligen Schlussfolgern ganz allgemein. Obwohl diese Aufgabe für die Vermittlung der zentralen Inhalte des Moduls nicht essenziell ist, empfehlen wir; sie durchzuführen. Zum einen verdeutlicht die Aufgabe; wozu voreiliges Schlussfolgern im Kontakt mit anderen Menschen führen kann (hier: Streit). Zum anderen hat die Übung einen aktivierenden Effekt. Dabei werden in der Übung drei Bilder in zeitlich umgekehrter Reihenfolge präsentiert (d. h. als Erstes wird das chronologisch letzte Bild, als Zweites das vorletzte und zuletzt das in der Chronologie erste Bild gezeigt). So wird Stück für Stück das Zustandekommen der anfangs uneindeutigen Situation auf Bild Nr. 3 enthüllt. Bei der Durchführung der Übung werden die Teilnehmer gebeten, nach jedem Bild vier Antwortalternativen bezüglich des »Tathergangs« der Geschichte gegeneinander abzuwägen (Abb. 3.48).

Abbildung 3.48 Bildergeschichte zum voreiligen Schlussfolgern (Bilder erscheinen in umgekehrter Reihenfolge)

Bei der Präsentation des ersten Bildes (Bild Nr. 3) erscheint den meisten Teilnehmern die letztendlich richtige Antwortalternative als zunächst sehr unwahrscheinlich (Option 3: »Der Fahrer des grauen Mercedes wird zu Unrecht kritisiert.«). Andere Interpretationen erscheinen im ersten Bild plausibel, erweisen sich aber als falsch (z. B. »Der Mann rügt den anderen zu Recht, weil er mit seinem Auto zwei Parkplätze belegt.«). Die richtige Interpretation sollte erst nach der Präsentation und Diskussion des dritten Bildes kenntlich gemacht werden! Ziel der Übung ist es, Folgendes zu verdeutlichen: Eine vorschnelle, definitive Entscheidung (z. B. für die Antwortalternative »Der Mann rügt den anderen zu Recht, weil er mit seinem Auto zwei Parkplätze belegt.«) ist nicht immer auch die richtige, obwohl sie aufgrund der vorhandenen Informationen zunächst wahrscheinlich erscheint.

Am Ende der Sitzung werden die Hauptinhalte wiederholt, um das langfristige Lernen und Behalten zu unterstützen und zu fördern (Folien 56–60).

Allgemeine Empfehlungen

Die Teilnehmer sollten nach Möglichkeit in diesem Abschnitt die Gelegenheit erhalten, eigene Situationen/Erfahrungen (insbesondere während der Depression) zu schildern, beispielsweise eine Situation, in welcher der erste Eindruck getäuscht hat und sich eine negative Annahme später als unzutreffend erwiesen hat.

Spezifische Durchführungshinweise

Bei den Folien 30–37 (Gemäldetitel/Gedanken des Künstlers raten) kann es sinnvoll sein, zum Ende der Übung zu erläutern, dass absichtlich Gemälde mit vielen denkbaren Titeln ausgewählt wurden. Es soll gezeigt werden, wie ausgesprochen schwierig es ist, die Gedanken von Menschen (hier des Künstlers) korrekt zu raten! Ferner setzen Menschen ganz verschiedene Schwerpunkte bei der Betrachtung von Bildern. Es geht in der Übung primär nicht um die richtige oder falsche Lösung (es soll kein Misserfolgserlebnis für Einzelne werden, wenn Titel nicht richtig geraten werden!). Das »Reinfallen« ist vielmehr nötig, um einen Lerneffekt zu erzielen. Hinweise zur Erläuterung der »originalen« Interpretation sind Tabelle 3.2 zu entnehmen.

Tabelle 3.2 Hinweise für die »originalen« Bildtitel (Folien 30–37)

Bild	Titel	Hinweise für die richtige Interpretation
Bild 1	»Zwei Männer in Betrachtung des Mondes«	Der Mond ist zentraler Bildbestandteil (spricht für (b)). Es sind keine Grabsteine oder Vampire zu entdecken (spricht gegen Alternativen (a) und (c)). Außerdem wirkt die Szene eher friedlich. Die Stimmung des Bildes spricht für eine nächtliche Szene (spricht gegen Alternative (d)).
Bild 2	»Der Wasserverkäufer von Sevilla«	Der Mann im Vordergrund trägt zerlumpte Kleidung; die Flüssigkeit im Glas ist farblos; selbst weißer Wein sähe gelblicher aus, bei einer Weinprobe wäre das Glas nicht so voll (spricht gegen (c)).
Bild 3	»Die Pediküre«	Für Option (a) spricht Folgendes: Der Mann widmet sich sichtlich den Füßen/Fußnägeln der Frau. Die Frau hat einen eher entspannten Gesichtsausdruck (spricht gegen (b)). Kein Arztkoffer oder Arztinstrumente (Skalpell) sind zu sehen (spricht gegen Alternativen (c) und (d)).
Bild 4	»Der Besuch«	Die Aufmerksamkeit des Mannes ist eindeutig auf den Vogel am Fenster gerichtet, er hebt den Blick (Alternative (a)). Der Blick des Mannes ist vom Buch abgewandt (spricht gegen Alternative (b)).

Bei der Bilderserien-Aufgabe (Folien 52–55) ist es günstig, die Patienten nach jedem Bild nach ihren bevorzugten Interpretationen (z. B. in absteigender Hierarchie) oder auch nach solchen zu fragen, die sie von vornherein ausschließen (»Welche Option halten Sie für am wahrscheinlichsten? Welche schließen Sie aus? Wie sicher sind Sie sich dabei?«). Nachdem eine Reihe von Meinungen gehört wurden, werden andere Teilnehmer gebeten, durch Handzeichen anzuzeigen, ob sie zustimmen oder nicht. Nach jedem Bild werden neue Hinweise diskutiert und die Interpretationen neu bewertet (»Ändert sich jetzt etwas an Ihrer Einschätzung?«). Teilnehmern, die eine frühe falsche Entscheidung getroffen haben, sollte bewusst gemacht werden, dass trotz der (möglicherweise) anfänglich vorhandenen Plausibilität ihrer Interpretation, eine Festlegung verfrüht war. Die frühe Entscheidung wurde durch neue Informationen in

Frage gestellt oder vielleicht sogar widerlegt. Die Bedeutung des »Kurzschlussdenkens« für die Entstehung von Missverständnissen und interpersonellen Konflikten soll verdeutlicht werden.

> **Schwierige Fragen von Teilnehmern**
> **Teilnehmerfrage:** »Ich habe nicht das Problem, mich zu schnell festzulegen, sondern eher das Problem, mich gar nicht erst entscheiden zu können! Heißt das, diese Denkverzerrung trifft auf mich nicht zu?«
> **Mögliche Antwort der Therapeuten:** »Damit sind Sie nicht allein. Tatsächlich sind Entscheidungsschwierigkeiten ein mögliches Symptom von Depression und kommen häufig vor. Meist berichten Patienten, dass die Entscheidungsschwierigkeiten eher bei »bewussten« Entscheidungen auftreten, wie ›Soll ich die Einladung meiner Kollegin annehmen und zu der Party gehen oder nicht?‹. Hier wird sich automatisch vorschnell für eine negative *Bewertung* entschieden, wie ›Die Einladung kam sehr spät. Wahrscheinlich hat meine Kollegin mich nur aus Pflichtgefühl eingeladen‹, ›Auf der Party werden mich alle mitleidig anschauen. Keiner wird sich mit mir unterhalten wollen. Ich werde blöd rumstehen und am Ende geht's mir schlechter als vorher‹. In dem Beispiel, zieht die Person voreilig negative Schlussfolgerungen, liest negative Gedanken in andere und macht darauf basierend negative Voraussagen für die Zukunft. Diese negativen Bewertungen können zusätzlich Entscheidungen erschweren.«

Quellenverweis
Einige Übungen und Bilder wurden dem MKT für Menschen mit Psychose entlehnt (Moritz, Vitzthum et al., 2013, www.uke.de/mct).

Hinweise zu den Nachbereitungsbögen
In den Nachbereitungsbögen (s. Anhang, NB 7) werden die Informationen zum »voreiligen Schlussfolgern« wiederholt. Es werden Beispiele und Übungen getrennt für die beiden Unterformen »negative Gedanken anderer lesen« und »die Zukunft vorhersagen« aufgeführt. Patienten werden angeleitet, jeweils persönliche Beispielsituationen für diese Denkverzerrungen zu finden. In einem nächsten Schritt sollen die Patienten alternative, funktionalere Interpretationen für die Situationen erarbeiten. Ein Schwerpunkt wird auf die Konsequenzen der jeweiligen Denkweisen gelegt. Um einer Überforderung oder oberflächlichen Bearbeitung vorzubeugen, können Patienten angehalten werden, sich entweder auf die Übung zu »negative Gedanken anderer lesen« oder die zum Thema »Zukunft Vorhersagen« zu beschränken. Dabei sollten die Patienten schon in der Sitzung entscheiden, welche Denkverzerrung für sie relevanter ist und die entsprechende Hausaufgabe festlegen.

3.9 Modul 8: Wahrnehmen von Gefühlen

> **Übersicht**
>
> **Schwerpunkte**
> (1) Emotionsidentifikation
> (2) Modifikation dysfunktionaler Meta-Annahmen über Gefühle

Ziele

Der erste Teil dieser Trainingseinheit soll die Bedeutung der Mimik bei der Identifikation von Gefühlen und inneren Zuständen aufzeigen. Gleichzeitig soll den Teilnehmern vor Augen geführt werden, dass (emotionale) Gesichtsausdrücke häufig und leicht fehlinterpretiert werden. Die Wahrnehmung der Emotionen anderer hängt auch stark von der eigenen aktuellen Gefühlslage ab. Bei depressiver Stimmung wird z. B. Gestik oder Mimik anderer häufiger als negativ oder abweisend interpretiert. Um Gesichtsausdrücke und Gesten besser interpretieren zu können, ist es ratsam, viele Informationen hinzuzuziehen (z. B. situative Faktoren, Vorwissen über Person). Die Patienten lernen somit, ihre Aufmerksamkeit auch stärker auf den Kontext von Ereignissen zu lenken und sich nicht von einzelnen Details (z. B. Stirnrunzeln) leiten zu lassen (s. a. »voreiliges Schlussfolgern« aus Modul 7). Außerdem zielt das Modul auf eine Veränderung dysfunktionaler Meta-Annahmen über Gefühle ab (z. B. »Negative Gefühle darf man nicht haben«).

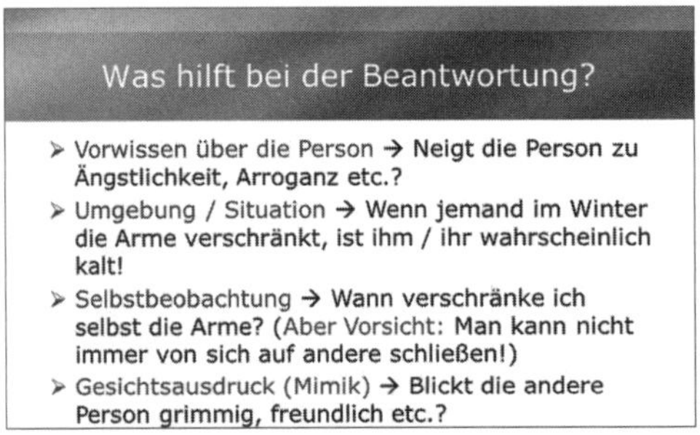

Was hilft bei der Beantwortung?

- Vorwissen über die Person → Neigt die Person zu Ängstlichkeit, Arroganz etc.?
- Umgebung / Situation → Wenn jemand im Winter die Arme verschränkt, ist ihm / ihr wahrscheinlich kalt!
- Selbstbeobachtung → Wann verschränke ich selbst die Arme? (Aber Vorsicht: Man kann nicht immer von sich auf andere schließen!)
- Gesichtsausdruck (Mimik) → Blickt die andere Person grimmig, freundlich etc.?

Abbildung 3.49 Die Folie dient der Nachbereitung der vorhergehenden Aufgabe »Eine Person verschränkt die Arme. Weshalb?«

Modul- und Aufgabenbeschreibung

Gefühle. Zur Einführung in das Thema »Gefühle« werden die Teilnehmer gebeten, mögliche Erklärungen zu finden, aus welchen Gründen eine Person die Arme vor der Brust verschränken könnte. Anschließend werden Faktoren gesammelt, welche bei der Beantwortung dieser Frage helfen können (Folien 5–11). Die Antworten der Patienten werden von den Therapeuten mit Hilfe der Folien ergänzt (Abb. 3.49).

Anhand der darauffolgenden Folien soll die Relevanz für das Thema Depression hervorgehoben werden (Folien 12–13, »Was hat das mit Depression zu tun?«). Auf diesen Folien wird vermittelt, dass einige Menschen mit Depression Probleme damit haben, den Gefühlsausdruck anderer Menschen einzuschätzen und z. B. dazu neigen, neutrale Gesichtsausdrücke als traurig oder ablehnend zu beurteilen. Die Erkenntnisse stammen aus wissenschaftlichen Studien und können

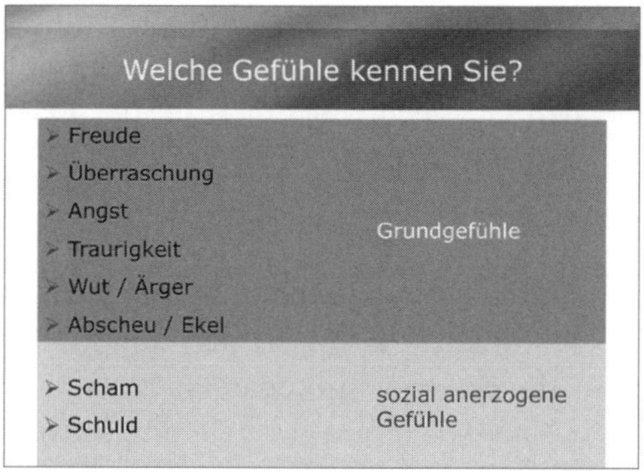

Abbildung 3.50 Welche Gefühle kennen Sie?

damit keine Aussagen über einzelne Personen erlauben (!). Das heißt, nicht alle Teilnehmer zeigen zwangsläufig Verzerrungen bei der Emotionserkennung (genau wie auch bei allen anderen Modulen nicht alle unter jeder Denkverzerrung leiden).

In einer nächsten Aufgabe werden die Teilnehmer gebeten, ihnen bekannte Grundgefühle zu nennen (Folie 14). Es hat sich bewährt, diese z. B. auf einem Flipchart zu notieren. Insgesamt ist die Sammlung der Gefühle eher kurz zu halten, d. h. die Beiträge der Teilnehmer sollten lediglich aufgenommen und nicht diskutiert werden. Die in der kognitiven Verhaltenstherapie (KVT) übliche Unterscheidung zwischen Gefühlen, Gedanken und Verhalten wird hier aus Zeitgründen nicht grundlegend diskutiert oder eingeführt. Vielmehr ist es ratsam, die Antworten der Patienten wohlwollend aufzunehmen und bei der Zusammenfassung den entsprechenden Gefühlen zuzuordnen oder gleich zu Beginn dementsprechend zu sortieren. Die Zusammenfassung und gegebenenfalls Ergänzung der Antworten der Patienten erfolgt mit Hilfe der Folien 15 und 16, wobei hier zwischen »Grundgefühlen« und »sozial anerzogenen Gefühlen« unterschieden wird (Abb. 3.50).

Unter Grundgefühlen werden die Emotionen verstanden, die eindeutig voneinander abgegrenzt werden können, in fast allen Kulturen in ähnlicher Weise interpretiert werden (also »universell« sind) und benannt werden können, bei denen es sich also um »angeborene« Reaktionsmuster handelt. Dabei wird – je nach Autor – eine unterschiedliche Anzahl von Basisemotionen in der Literatur postuliert. Die im D-MKT genannten (Freude, Überraschung, Furcht, Traurigkeit, Ärger, Ekel) wurden in den 1970er Jahren von Ekman vorgeschlagen (z. B. Ekman & Friesen, 1971; in späteren Publikationen wird häufig zusätzlich »Verachtung« aufgeführt). Neben den Grundemotionen werden die anerzogenen Gefühle »Scham« und »Schuld« auf der Folie aufgeführt. Um zu verdeutlichen, was damit gemeint ist, kann erwähnt werden, dass Scham und Schuld in östlichen Kulturen eine größere Rolle spielen als in westlichen Kulturen, wohingegen z. B. Ärger dort nicht gezeigt werden darf.

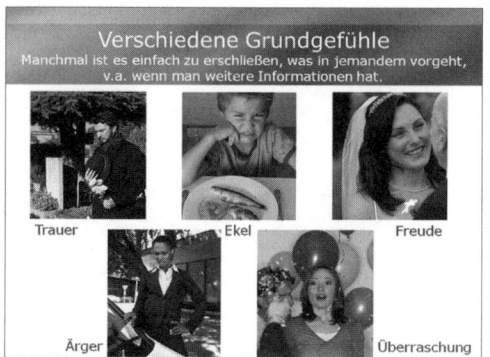

Abbildung 3.51 Übung zur Identifikation von Gefühlen, mit Hintergrundinformation

Um die Einführung ins Thema abzurunden, werden die Teilnehmer auf den anschließenden Folien gebeten, Ge-

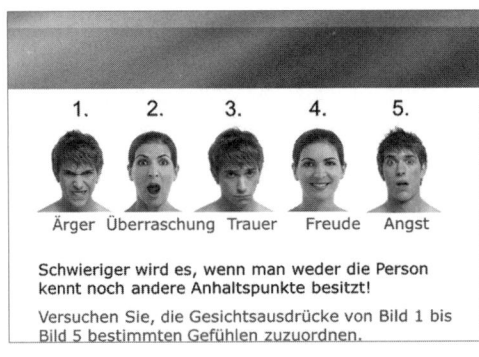

Abbildung 3.52 Übung zur Identifikation von Gefühlen ohne Hintergrundinformation

sichtsausdrücken Gefühle zuzuordnen (Folien 17–18). Die erste Übung fällt den Gruppenteilnehmern in der Regel sehr leicht (Abb. 3.51).

Grund für die einfache Identifikation der Emotionen sind die zu den Emotionen passenden Kontextinformationen. So weist der abgebildete Brautschleier auf eine Hochzeit hin, welche wiederum generell mit positiven Emotionen wie Freude assoziiert wird. Der Grabstein und die geneigte Haltung des Mannes weisen auf der anderen Seite auf eine Beerdigung und die damit assoziierte Emotion Trauer hin (andere Bilder: Strafzettel = Ärger; Essen = Ekel; Luftballons = Überraschung).

Auf den nachfolgenden Folien fehlen Kontextinformationen (Folien 19–21). Entsprechend sind die Emotionen in der Regel sehr viel schwerer zu identifizieren (Abb. 3.52).

Im nächsten Aufgabenblock werden den Teilnehmern zunächst Bildausschnitte und dann vollständige Bilder gezeigt (Folien 22–30). Die Patienten sollen überlegen, was in der gezeigten Person bzw. den Personen vorgeht und die entsprechend korrekte Bildbeschreibung auswählen. Als Antwort stehen jeweils vier Alternativen zur Auswahl, deren Plausibilität in der Gruppe diskutiert werden soll (Abb. 3.53). Erst nach Abschluss der Diskussion und Entscheidung für eine Bildbeschreibung wird die Lösung kenntlich gemacht (mit Präsentation des Gesamtbildes, s. Abb. 3.54).

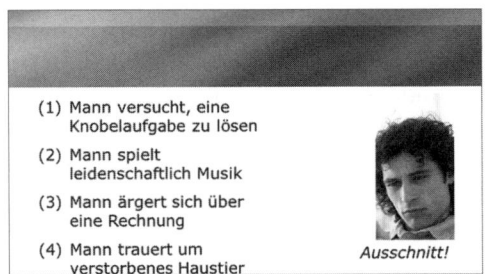

Abbildung 3.53 Bildausschnitt

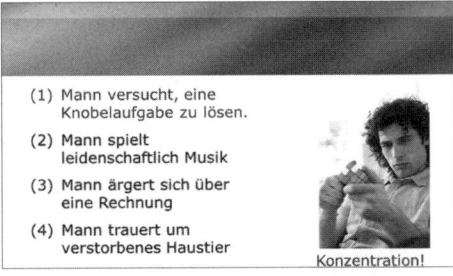

Abbildung 3.54 Auflösung

Anschließend sollte die richtige Lösungsmöglichkeit im Kontext noch einmal mit den Teilnehmern diskutiert werden. Insgesamt ist zu betonen, wie schnell Gesichtsausdrücke fehlinterpretiert werden können, sodass für ein sicheres Urteil weitere verfügbare Informationen einzuholen sind. Wichtig ist es, auch die Fehlbarkeit des ersten Eindrucks und die Bedeutung einer flexiblen Betrachtungsweise hervorzuheben. Um die Relevanz für den Alltag zu verdeutlichen, sollten die Patienten um eigene Beispiele gebeten werden.

Der Aufgabenblock wird mit einem Fazit abgeschlossen (Folien 31–33). Hier wird zusätzlich betont, dass Gesichtsausdrücke von Menschen auch aus unterschiedlichen Gründen (z. B. krankheitsbedingt, wie verflachte Mimik bei Parkinson, oder aufgrund von Medikamenten, wie dem Nervengift Botulinumtoxin (Botox®), welches z. B. zur Glättung von Fältchen eingesetzt wird) stark abweichen können.

Anschließend folgt eine kurze Übung, die den Einfluss der eigenen Stimmungslage auf die Bewertungen anderer Menschen (und deren Motive) verdeutlichen soll (Folien 34–36). Zu diesem Zweck sollen sich die Teilnehmer in die folgende Situation hineinversetzen: Sie befinden sich in einer Bank und treffen auf einen Bank- oder Versicherungsberater, der sie beraten möchte (womöglich ohne einen Termin vereinbart zu haben). Zur Unterstützung wird auf der Folie 34 ein Bild von einem Berater präsentiert, dessen Gesichtsausdruck wiederum mehrdeutige Interpretationen zulässt. Nun sollen die Teilnehmer überlegen, wie sie die Situation bewerten und was ihre ersten Gedanken wären, jeweils in Abhängigkeit von ihrer eigenen Ausgangsstimmung (fröhlich, traurig, ängstlich). Wichtig ist, dass es bei der Übung nicht darum geht, den auf dem Bild dargebotenen Mann (oder das Berufsbild) zu bewerten, sondern was dieser in den unterschiedlichen Stimmungslagen auslösen würde. Zudem sollten in der Diskussion auch die entsprechenden Konsequenzen für die Stimmung und das Verhalten besprochen werden (Abb. 3.55).

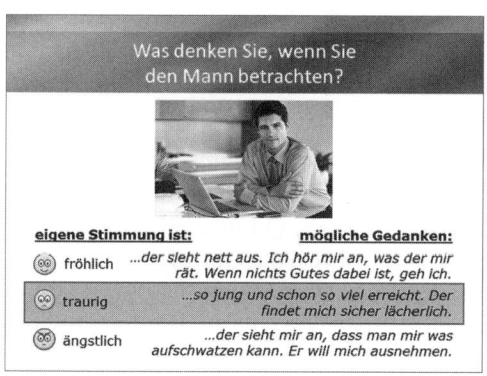

Abbildung 3.55 Unsere aktuelle Stimmungslage beeinflusst die Interpretation von Gesichtsausdrücken

Der Abschluss der Übung erfolgt wiederum durch ein Fazit (Folien 37–39). Hier steht im Vordergrund, den Patienten zu vermitteln, dass die eigene Stimmungslage unsere Interpretation der Gesichtsausdrücke und Gesten anderer beeinflusst. Ähnlich dem in Modul 2 dargestellten verzerrten Zugriff auf Erinnerungen, werden auch Gefühlssignale nicht durch eine rosa-rote, sondern vielmehr durch eine graue Brille gesehen und interpretiert. Die Interpretationen der Gesichtsausdrücke anderer werden dann häufig auch noch entsprechend der in Modul 4 thematisierten Denkverzerrung »negative Gedanken anderer lesen« mit vermeintlich ablehnenden Gedanken beim Gegenüber »gewürzt«.

Der nächste Abschnitt wird mit der Frage nach dem »Sinn« von Gefühlen eingeleitet (Folie 40). Diese Frage dient einem kurzen Einstieg in das Thema, bevor die Therapeuten anhand der folgenden Folien (Folien 41-47) eine umfassendere (wenn auch nicht erschöpfende) Erklärung geben. Dabei sollten, wenn möglich, die Ant-

worten der Patienten bei der jeweils passenden Folie aufgenommen werden. Insgesamt werden, inspiriert vom Skills-Training im Rahmen der Dialektisch-Behavioralen Therapie (DBT, Bohus & Wolf, 2009), mehrere Erklärungsmöglichkeiten für den »Sinn« von Gefühlen gegeben:
(1) Gefühle dienen der Kommunikation
(2) Gefühle bereiten Verhalten vor
(3) Gefühle sorgen dafür, dass wir uns lebendig fühlen

Diese werden (eventuell mit Hilfe der Teilnehmer) jeweils auf Niedergeschlagenheit (als spezifisches Gefühl und Teil des depressiven Spektrums) übertragen. Wichtig ist im Hinterkopf zu haben, nicht der psychischen Störung »Depression« einen Sinn geben zu wollen, sondern zu vermitteln, dass auch Gefühle wie Niedergeschlagenheit und Traurigkeit evolutionspsychologisch einen Sinn haben und dass Gefühle grundsätzlich dem Überleben der Menschen gedient haben (s. a. Bohus & Wolf, 2009, S. 240, die die evolutionäre Rolle von Niedergeschlagenheit als eher unklar bewerten). Die Erkrankung Depression ist damit nicht gemeint (hier sind die Betroffenen meist ja eher handlungsunfähig). Es ist wichtig zu betonen: Gefühle (auch negative) sind wichtig! Daher wäre es nicht sinnvoll, (negative) Gefühle generell zu verteufeln oder »wegzumachen«. Damit zielt die inhaltliche Einheit darauf ab, Meta-Annahmen über Gefühle langfristig zu verändern.

Zusammenfassend wird anhand von Beispielen die Frage diskutiert, ob Gefühle immer ein guter Ratgeber sind, und helfen die Realität abzubilden (Folien 48–52). Geeignete weitere Beispiele sind: »Nur weil ich Angst vor einem Flugzeugabsturz habe, stürzt das Flugzeug nicht ab.«; »Fühle ich mich abgelehnt, muss mich die andere Person nicht ablehnen!«. Dabei wird am Rande die häufig separat aufgeführte Denkverzerrung »Emotionale Beweisführung" eingeführt (Folie 52). Oft neigen Menschen mit Depression dazu anzunehmen, dass negative Gefühle genau das ausdrücken, was wirklich geschieht (»Ich bin gekränkt – also musst du mich beleidigt haben!").

Am Ende der Sitzung werden die Hauptinhalte wiederholt (Folien 53–58), um langfristiges Lernen und Behalten zu unterstützen und zu fördern.

Spezifische Durchführungshinweise
Es ist nicht notwendig, die Aufgabengruppen zu den Bildausschnitten seriell abzuarbeiten. Bilder können übersprungen werden. Die Auswahl der Bildanzahl sollte abhängig von der zur Verfügung stehenden Zeit sowie dem Leistungsniveau und der Diskussionsfreudigkeit der Teilnehmer gemacht werden.

> **Schwierige Fragen von Teilnehmern**
> **Teilnehmerfrage:** »Seitdem ich depressiv bin, weiß ich gar nicht mehr, wie sich positive Gefühle anfühlen!«
> **Mögliche Antwort der Therapeuten:** »Teil der Diagnose Depression ist es, sich die meiste Zeit des Tages traurig oder niedergeschlagen zu fühlen. Viele Patienten berichten auch, dass sie gar keine (intensiven) Gefühle mehr haben. Wie wir bereits

> in Modul 2 zum Thema Gedächtnis besprochen haben (bzw. wie wir in dem Modul besprechen werden), beeinflusst unsere aktuelle Stimmungslage auch unsere Erinnerungen. Auf Erinnerungen, die zu unserer aktuellen Stimmungslage passen, haben wir einen leichteren Zugriff. An Dinge, die nicht zu unserer Stimmungslage passen, können wir uns nur schwer erinnern. Dies kann auch Erinnerungen an Gefühlszustände betreffen. Sobald die Depression weniger wird, wird es Ihnen wieder leichter fallen, sich daran zu erinnern, wie sich positive Gefühle anfühlen. Diese Erinnerungen sind nicht weg! Sie können lediglich darauf aktuell nicht gut zugreifen. Vielleicht hilft es Ihnen zu wissen, dass es positive Gefühle in ihrem Leben gegeben hat.«

Quellenverweis
Psychoedukation zum Thema Emotionen in Anlehnung an Bohus und Wolf (2009); einige Übungen und Bilder wurden dem MKT für schizophrene Patienten entlehnt (Moritz, Vitzthum et al., 2013, www.uke.de/mct).

Hinweise zu den Nachbereitungsbögen
In den Nachbereitungsbögen (s. Anhang, NB 8) werden die vermittelten Informationen zum Thema »Gefühle« zusammengefasst. Zur weiteren Bearbeitung werden Patienten dazu anregt, sich bei der Interpretation von Gefühlsausdrücken nicht vorschnell auf eine bestimmte Interpretation festzulegen. Um dies zu üben, sollen sie z. B. möglichst viele unterschiedliche Interpretationsmöglichkeiten für unterschiedliche Mimik-Ausschnitte finden.

4 Einsatz der D-MKT-Materialien in Einzeltherapien

4.1 Allgemein

Unsere klinische Erfahrung zeigt, dass sich die Materialien des D-MKTs sehr gut mit einer klassischen kognitiv-behavioral orientierten Einzeltherapie kombinieren lassen (vgl. z. B. Hautzinger, 2013; Schaub et al., 2006). In welchen Fällen sich dies anbietet und auf welche Weise dies geschehen kann, ist im nachfolgenden Kapitel dargestellt. Da bisher keine empirischen Daten zu diesem Einsatzbereich vorliegen, wird die Durchführung einer regelmäßigen Verlaufsdiagnostik angeraten. Eine gute Kenntnis und Praxis der klassischen Elemente der kognitiv-behavioralen Depressionsbehandlung (und der D-MKT-Module) ist von therapeutischer Seite unabdingbar.

4.2 Einsatz in der kognitiv-behavioral orientierten Einzeltherapie

Ähnlich der Indikation für das Gruppentraining (Abschn. 2.1) hat sich der Einsatz der D-MKT-Materialien bei depressiven Patienten mit geringer Introspektionsfähigkeit und Schwierigkeiten bei der Selbstbeobachtung im Einzelsetting bewährt. Neben Patienten mit primär depressiven Störungen profitieren unserer Erfahrung nach auch Patienten, bei denen sich depressive Symptome sekundär manifestieren.

Im Einzelsetting bietet sich die Verwendung der D-MKT-Materialien vor allem bei Patienten an, die bereits am Gruppenprogramm teilgenommen haben (z. B. zum Überbrücken von Wartezeiten) oder dieses parallel durchlaufen (z. B. bei Teilnahme am Training im stationären Setting). In beiden Fällen ist es günstig, den Fokus auf die Rekapitulation und Individualisierung der vermittelten Informationen zu setzen. Dies kann durch die Wiederholung des Gelernten in Form von »teach back« geschehen (Patient erklärt dem Therapeuten die Informationen) und sollte im gemeinsamen Erarbeiten eigener, individueller Beispiele und der konkreten Umsetzung in den Alltag des jeweiligen Patienten münden. Hierbei kann auf die gewonnenen Informationen aus Anamnese und psychometrischer Diagnostik (Abschn. 4.3) zurückgegriffen und die Übungen der jeweiligen Nachbereitungsbögen integriert werden.

Ferner können die Materialien auch unabhängig von dem Gruppentraining eingesetzt werden. Der modulare Aufbau des Trainings ermöglicht dem Therapeuten, auf einfache Weise gezielt die für den jeweiligen Patienten relevanten Materialien auszuwählen. Die Auswahl sollte sich an dem aus der Anamnese und psychometrischen Diagnostik abgeleiteten Störungsmodell und den vorherrschenden Denkverzerrungen orientieren. Dabei bieten sich viele der Übungen mit Bildmaterial an, um typische Themen der KVT zu vertiefen und zu illustrieren.

Es kann also davon abgesehen werden, alle Module nacheinander durchzuarbeiten. Vielmehr kann der Einsatz der Materialien in die allgemeine Struktur der kognitiv-behavioralen Depressionsbehandlung (auf die im Folgenden noch genauer eingegangen wird) integriert werden; die Inhalte des Trainings können (entsprechend des individuellen Störungsmodells und abgeleiteter spezifischer Interventionen) den Therapieplan ergänzen. Somit entspricht der Einsatz der Materialien in der Einzeltherapie (im Vergleich zu dem eher deduktiven Ansatz des Gruppentrainings) einem verstärkt induktiven Vorgehen (vgl. Abschn. 1.5). Entsprechend der gängigen KVT-Depressionsbehandlung (vgl. Beck et al., 2010; Wilken, 2012) können so beispielsweise über die Identifikation wiederkehrender automatischer Gedanken mit Hilfe von Selbstbeobachtungsprotokollen gemeinsam mit dem Patienten zunächst die individuell vorherrschenden Denkverzerrungen identifiziert werden. Zur Bearbeitung der depressionsbegünstigenden Kognitionen können anschließend die relevanten D-MKT-Module eingesetzt werden. Zur vereinfachten Handhabung sind die im D-MKT behandelten Denkverzerrungen in Tabelle 5.1 den entsprechenden D-MKT-Modulen und Folien zugeordnet (für den Einsatz der D-MKT-Module zu anderen Themengebieten s. Tab. 5.2). Darüber hinaus eigenen sich die Nachbereitungsbögen der entsprechenden Module für die weitere Vertiefung im Einzelsetting.

Tabelle 4.1 Denkverzerrungen: Erklärung und Zuordnung der in der KVT postulierten Denkverzerrungen zu den jeweils relevanten D-MKT-Modulen und Folien

Denkverzerrung	Erklärung	Geeignete Module	Materialien (Inhalt)
Geistiger Filter	Auslese negativer Details und Vernachlässigung des Gesamtkontextes	Modul 1	Folien: 10–24 (Definition, Beispiel inklusive Modifikation der Denkverzerrung) Nachbereitung Modul 1
Übertriebene Verallgemeinerung	ein einzelnes negatives Ereignis wird als Teil einer Misserfolgsserie angesehen	Modul 1	Folien: 26–31 (Definition, Beispiel inklusive Modifikation der Denkverzerrung)
		Modul 4	Folie: 52 (»Bohnenübung« zur Modifikation der Denkverzerrung im Alltag, siehe auch Nachbereitung Modul 4)
Sollte-Aussagen	Versuch, sich selbst durch »man sollte«, »man müsste«, »man darf nicht« anzutreiben; rigide Regeln und Normen aufstellen, die keine Abweichung erlauben	Modul 3	Folien: 9–18 (Definition, Beispiel inklusive Modifikation der Denkverzerrung) Folien: 19–29 (Kosten-Nutzen-Analyse überhöhter Ansprüche) Nachbereitung Modul 3

Tabelle 4.1 (Fortsetzung)

Denkverzerrung	Erklärung	Geeignete Module	Materialien (Inhalt)
Alles-oder-nichts-Denken	wenn etwas nicht perfekt ist (Anspruch nicht zu 100 % erfüllt), vom vollständigen Scheitern überzeugt sein	Modul 3	Folien: 31–37 (Definition, Beispiel inklusive Modifikation der Denkverzerrung) Folien: 39–44 (das richtige Maß finden) Nachbereitung Modul 3
Abwehr des Positiven	(1) Annahme negativer Rückmeldung	Modul 3	Folien: 46–50 (Definition, Beispiel inklusive Modifikation der Denkverzerrung) Folien: 52–54 (verbesserter Umgang mit negativer Rückmeldung) Nachbereitung Modul 3
	(2) Ablehnung positiver Rückmeldung	Modul 3	Folien: 55–61 (Definition, Beispiel inklusive Modifikation der Denkverzerrung) Folien: 62–68 (Lob annehmen) Nachbereitung Modul 3
Über- oder Untertreibung	Übertreiben von Ausmaß und Folgenschwere eigener Fehler und Probleme; eigene Fähigkeiten werden übersehen oder als unwichtig betrachtet	Modul 5	Folien: 9–21 (Übung, Definition, Beispiel inklusive Modifikation der Denkverzerrung) Nachbereitung Modul 5
Depressiver Zuschreibungsstil	Misserfolge werden der eigenen Person (selbst) zugeschrieben (»sich den Schuh anziehen«); Erfolge werden eher günstigen Umständen / Glück oder anderen Personen zugeschrieben oder nicht gewürdigt (»kann doch jeder«)	Modul 5	Folien: 22–28 (Definition, Beispiel) Folien: 29–59 (Folgen einseitiger Zuschreibung) Folien: 60–68 (Modifikation des Zuschreibungsstils mit Übungen) Nachbereitung Modul 5 (Übungen zu ausgewogener Ursachenzuschreibung unter Einbezug multipler Faktoren)

Tabelle 4.1 (Fortsetzung)

Denkverzerrung	Erklärung	Geeignete Module	Materialien (Inhalt)
Negative Gedanken anderer lesen	Hineinlesen oder Unterstellen negativer Gedanken; denken, dass sich jemand ablehnend verhält, ohne dies zu überprüfen	Modul 7	Folien: 13–27 (Definition, Beispiel inklusive Modifikation der Denkverzerrung, Konsequenzen der Denkverzerrung) Folien: 28–37 (Übung zur Modifikation) Nachbereitung Modul 7
		Modul 8	Folien: 17–33 (Übungen zur Interpretation von Gesichtsausdrücken)
		Modul 8	Folien: 34–39 (Einfluss der eignen Stimmung auf die Interpretation der Signale anderer) Nachbereitung Modul 8
Zukunft voraussagen	Erwartung, dass Situationen schlecht ausgehen – »düstere« Vorhersagen treffen oder Katastrophen vorhersagen	Modul 7	Folien: 38–49 (Definition, Beispiel inklusive Modifikation der Denkverzerrung, Konsequenzen) Folien: 51–55 (Übungen) Nachbereitung Modul 7
Emotionale Beweisführung	Annahme, dass negative Gefühle genau das ausdrücken, was wirklich geschieht (»Ich bin gekränkt – also musst du mich beleidigt haben!«)	Modul 8	Folien: 48–52 (Definition)

Neben den in Tabelle 5.1 dargestellten und in der KVT postulierten Denkverzerrungen werden im D-MKT eine Reihe weiterer Denkverzerrungen aufgegriffen (vgl. Abschn. 1.3). Dabei erweitert u. a. das Modul 2 (Gedächtnis) des D-MKTs bestehende Konzepte. Wird in der Anamnese oder psychometrischen Diagnostik eine besondere Symptombelastung durch Gedächtnis- und Konzentrationsprobleme geschildert, welche mit sorgenvollen oder selbstabwertenden Kognitionen einhergehen (z. B. »Ich finde mein Telefon nie. Was, wenn ich dement werde?«), bieten sich entsprechende psychoedukative Elemente aus diesem Modul an (Abschn. 3.3; alternativ bietet sich die Bearbeitung der Denkverzerrungen »voreiliges Schlussfolgern« oder »Zukunft voraussagen« an, wenn der Verlust des Telefons als ein sicheres Zeichen für eine Demenzerkrankung gesehen wird). In der Regel entlasten die Erklärungen zum Zusammenhang zwischen Konzentration, Erinnerungen und Stimmung betroffene Patienten. Die Informationen ermöglichen einen verständnisvolleren (und weniger katastrophisierenden) Umgang mit sich selbst und den erlebten Gedächtnis- und Konzentrationsproblemen. Zusätzlich werden Strategien für eine Verbesserung der Gedächtnisleistung vermittelt.

Der Einsatz der Materialien des D-MKTs ist vor allem in den Bereichen Psychoedukation (Therapiephase 2) und kognitiver Umstrukturierung (Therapiephase 5) anzusiedeln, wenn man sich an der klassischen Gliederung der kognitiv-behavioralen Depressionsbehandlung in folgende Therapiephasen (Hautzinger, 2007, S. 223) orientiert:

(1) Schlüsselprobleme benennen, Aufbau einer therapeutischen Beziehung
(2) Vermittlung eines therapeutischen Modells
(3) Aktivitätsaufbau
(4) Stärkung der sozialen Kompetenz
(5) Anwendung kognitiver Techniken
(6) Transfer, Erfolgssicherung und Rückfallverhinderung

Aber auch in anderen Therapiephasen können D-MKT-Materialien zum Einsatz gebracht und gewinnbringend integriert werden. Hierzu lassen sich ausgewählte Informationen und Übungen aus unterschiedlichen Modulen gut kombinieren.

So kann beispielsweise der Aufbau von Aktivitäten zu Therapiebeginn (Therapiephase 3) mit Hilfe der D-MKT-Materialien unterstützt werden. Dabei bietet sich der Einsatz von Materialien aus Modul 6 (Verhaltensweisen und Strategien) zu den Themen sozialer Rückzug und Aktivitätsaufbau (u. a. Informationen zum Teufelskreis) sowie Materialien aus Modul 4 (Selbstwert) zum Thema Aufbau positiver Aktivitäten an. Hand in Hand mit dem Aktivitätsaufbau kann ferner mit der Bearbeitung erster Denkverzerrungen, welche den Aufbau von Aktivitäten erschweren, begonnen werden. Nicht selten zeigen sich in dieser Phase Denkverzerrungen wie »Sollte-Aussagen«, »Alles-oder-nichts-Denken« und die »Abwehr des Positiven«, die im D-MKT Modul 3 zugeordnet werden. So kann es Patienten schwerfallen, einen fairen Maßstab für die eigene Leistungsfähigkeit zu finden. Neigen Patienten dazu, sich zu überfordern oder aber die erreichten Schritte abzuwerten (»Spazierengehen ist doch keine Aktivität, früher bin ich im Park gejoggt!«), kann dies dazu führen, dass erste Aktivitäten gar nicht erst ausgeführt werden (»Wenn ich mich nicht in der Lage fühle, die ganze Runde im Park zu laufen, brauche ich gar nicht erst rauszugehen«). Zeigen sich derartige Tendenzen, kann der erfolgreiche Aufbau von Aktivitäten gut durch den Einsatz der entsprechenden Materialien aus Modul 3 (und entsprechende Modifikation der Denkverzerrungen) gefördert werden.

Der Einsatz der D-MKT-Materialien in der Einzeltherapie gestaltet sich damit flexibel und kann gut zur Unterstützung typischer KVT-Elemente genutzt werden. Tabelle 5.2 dient der erleichterten Zuordnung zwischen üblichen Therapiezielen der kognitiv-verhaltenstherapeutischen Depressionsbehandlung und den D-MKT-Materialien. Die individuellen Therapieziele ergeben sich aus dem individuellen Störungsmodell des jeweiligen Patienten und dem daraus abgeleiteten spezifischen Behandlungsplan.

Tabelle 4.2 Zuordnung zwischen Therapiezielen und D-MKT Materialien

Ziel	Intervention	Modul	Material (Inhalt)
Einsicht in den Zusammenhang zwischen Kognitionen, Emotionen und Verhalten	Psychoedukation zum kognitiven Modell	Einführungsmaterial	Informationsblatt zum D-MKT
Aktivitätsaufbau	Psychoedukation zum Teufelskreis der Depression; Ableitung konkreter, durchführbarer Handlungsschritte	Modul 6	Folien: 46–53 (sozialer Rückzug, Teufelskreis) Folien: 54–58 (Aktivitätsaufbau) Nachbereitung Modul 6
Abbau überhöhter Ansprüche	Abwägen kurz- und längerfristiger Konsequenzen überhöhter Ansprüche	Modul 3	Folien: 19–29 (Kosten-Nutzen-Analyse von überhöhten Ansprüchen) Folien: 38–44 (das richtige Maß finden) Nachbereitung Modul 3
Aufbau von Verstärkerquellen	Vermittlung von ressourcenorientierten Strategien	Modul 4	Folien: 44–46 (Tipps zur Steigerung von Stimmung und Selbstwert) Nachbereitung Modul 4
Aufbau eines konstruktiven Umgangs mit Gedächtnis- und Konzentrationsproblemen	Validieren und Entpathologisieren von Gedächtnis- und Konzentrationsproblemen; Psychoedukation zur Subjektivität von Erinnerungen und Fehlerinnerungen; Vermittlung von Strategien zur Verbesserung der Merkfähigkeit	Modul 2	Folien: 5–50 Folien: 66–73 (konkrete Strategien) Nachbereitung Modul 2 (Übungen zum subjektiven Wahrnehmen / Erinnern und zu Fehlerinnerungen)
Verbesserung des Zugangs zu positiven Erinnerungen	Psychoedukation zur Stimmungskongruenz von Erinnerungen und Einführung eines Freude-Tagebuches	Modul 2	Folien: 51–65 (Übung und Information) Nachbereitung Modul 2

Tabelle 4.2 (Fortsetzung)

Ziel	Intervention	Modul	Material (Inhalt)
Aufbau eines bedingungsfreien, nicht an Leistungsnormen orientierten Selbstwertkonzeptes	kognitiver Rückgriff auf vorhandene Ressourcen und deren realitätsgerechte Einschätzung	Modul 4	Folien: 5–8 (Definition) Folien: 9–15 (direkt und nicht direkt sichtbare Anzeichen von hohem Selbstwert) Folien: 16–23 (Selbstwertquellen) Folien: 24–28 (Vergegenwärtigen von Stärken) Folien: 29–38 (unfaire Vergleiche mit anderen) Folien: 44–46 (weitere Tipps zur Selbstwertsteigerung) Nachbereitung Modul 4
		Modul 3	Folien: 57–61 (Ablehnung positiver Rückmeldung) Folien: 62–68 (Lob annehmen)
Reduktion von Grübeln	kognitive Umstrukturierung der dysfunktionalen Meta-Annahmen über das Grübeln	Modul 6	Folien: 6–17 (Meta-Annahmen über das Grübeln) Folien: 18–30 (Besonderheiten des Grübelns) Nachbereitung Modul 6
Reduktion dysfunktionaler mentaler Strategien gegen Grübeln und Aufbau von Alternativverhalten	»Experiment« zum Gedankenunterdrücken	Modul 6	Folien: 33–37 (Übung) Nachbereitung Modul 6
	Achtsamkeitsübung		Folien: 38–45 (Achtsamkeits-Atemübung) Nachbereitung Modul 6
Verbesserung der sozialen Kompetenz und des Interaktionsverhaltens	Identifikation und Interpretation von Gefühlssignalen bei anderen Menschen	Modul 8	Folien: 5–13 (Emotionsidentifikation) Nachbereitung Modul 4 Folien: 15–33 (Einführung der Grundgefühle und Übungen zur Interpretation von Gesichtsausdrücken) Folien: 34–39 (Einfluss der eigenen Stimmung auf die Interpretation der Signale anderer)

Tabelle 4.2 (Fortsetzung)

Ziel	Intervention	Modul	Material (Inhalt)
	Psychoedukation über Gefühle	Modul 8	Folien: 40–52 (Psychoedukation über Gefühle)
Aufbau funktionaler Kognitionen	Vermittlung von Strategien	Modul 1	Folien: 34–48, Perspektivwechsel, situationsgebundene Aussagen, bewusste Übertreibung

4.3 Diagnostische Instrumente

Die Auswahl der D-MKT-Module in der Einzeltherapie kann neben den in der Anamnese gewonnenen Informationen durch den Einsatz der im Folgenden dargestellten Fragebögen unterstützt werden. Ferner eignet sich der Einsatz der Instrumente auch therapiebegleitend zur Erfolgskontrolle.

Skala dysfunktionaler Einstellungen (DAS)

Die Skala dysfunktionaler Einstellungen (Dyfunctional Attitude Scale, DAS, Hautzinger et al., 1985) misst typische depressiogene Grundüberzeugungen. Insgesamt 40 Items, bestehend aus funktionalen und dysfunktionalen Aussagen (s. Übersicht), werden zu diesem Zweck vom Patienten auf einer siebenstufigen Skala eingestuft. Ein hoher Fragebogen-Gesamtwert steht für eine hohe Ausprägung dysfunktionaler Einstellungen. Die Reliabilität (interne Konsistenz; Cronbachs Alpha), Validität und Änderungssensitivität der Skala werden als zufriedenstellend beschrieben (Hautzinger, Joormann & Keller, 2005).

> **Übersicht**
>
> **Beispielitems DAS**
> ▶ Es ist schwer, glücklich zu sein, wenn man nicht gut aussieht, intelligent, reich oder kreativ ist.
> ▶ Die Leute denken schlecht über mich, wenn ich einen Fehler mache.
> ▶ Wenn man etwas nicht richtig und perfekt tun kann, dann hat es überhaupt keinen Sinn, die Sache anzufangen.
> ▶ Wenn ich teilweise versage, dann ist das genauso schlimm, als wenn es ein kompletter Misserfolg wäre.
> ▶ Wenn man keinen anderen Menschen hat, der einem eine Stütze ist, dann wird man unweigerlich unglücklich.

Metakognitionsfragebogen (MFK-30)

Der Metakognitionsfragebogen (MFK-30, Arndt et al., 2011; Wells, 2011; engl. Metacognitions Questionnaire, MCQ-30) misst mit zufriedenstellenden Gütekriterien metakognitive Denkverzerrungen auf den folgenden fünf Skalen:
(1) Positive Überzeugungen über das Sich-Sorgen-Machen
(2) Negative Überzeugungen über das Sich-Sorgen-Machen hinsichtlich seiner Unkontrollierbarkeit und Gefährlichkeit
(3) (Niedriges) Vertrauen in die eigenen kognitiven Fähigkeiten
(4) Das Bedürfnis, Gedanken zu kontrollieren
(5) Kognitive Selbstaufmerksamkeit (für Beispielitems siehe Übersicht)

Der MFK-30 repräsentiert die Kurzversion des ursprünglich 65 Items umfassenden Metacognitions Questionnaire (MCQ-65) von Cartwright-Hatton und Wells.

> **Übersicht**
>
> **Beispielitems MFK**
> - **Positive Überzeugungen über das Sich-Sorgen-Machen:** Sorgen-Machen hilft mir, Probleme zu lösen.
> - **Negative Überzeugungen über das Sich-Sorgen-Machen hinsichtlich seiner Unkontrollierbarkeit und Gefährlichkeit:** Wenn ich anfange, mir Sorgen zu machen, dann kann ich nicht mehr aufhören.
> - **(Niedriges) Vertrauen in die eigenen kognitiven Fähigkeiten:** Ich habe wenig Vertrauen in mein Gedächtnis für Wörter und Namen.
> - **Das Bedürfnis, Gedanken zu kontrollieren:** Es ist ein Zeichen von Schwäche, wenn ich meine Gedanken nicht kontrollieren kann.
> - **Kognitive Selbstaufmerksamkeit:** Ich beobachte ständig mein Denken und meine Denkprozesse.

Ruminative Responses Scale (RRS)

Die zehn Items umfassende Version der Ruminative Responses Scale (Treynor et al., 2003) misst das Ausmaß von Grübeln im Rahmen depressiver Störungen und kann zur Indikationsüberprüfung von Modul 7 (Grübeln) dienen. Dabei werden die zehn Items anhand einer vierstufigen Skala von den Probanden beantwortet. Eine Validierung für den deutschen Sprachraum liegt noch nicht vor.

> **Übersicht**
>
> **Beispielitem RRS**
> **Wenn ich mich traurig oder niedergeschlagen fühle …**
> … denke ich: »Warum habe ich Probleme, die andere Menschen nicht haben?«

Rosenberg-Self-Esteem-Skala (RSE)
Die Rosenberg-Self-Esteem-Skala (RSE, Rosenberg, 1965) misst mittels zehn Items die Ausprägung des Selbstwertes und kann damit Hinweise für den sinnvollen Einsatz von Modul 4 geben (s. Übersicht für Beispielitems). Hohe Fragebogenscores werden dabei als ein Indiz für einen guten Selbstwert gewertet. Interne Konsistenzen erwiesen sich mit $\alpha > 0{,}8$ als gut für die deutsche Version des Fragebogens (Roth et al., 2008).

> **Übersicht**
>
> **Beispielitems RSE**
> ▶ Alles in allem bin ich mit mir selbst zufrieden.
> ▶ Alles in allem neige ich dazu, mich für einen Versager zu halten. (umkodiert)

4.4 Allgemeine praktische Hinweise für die Umsetzung im Einzelsetting

Entscheidet sich ein Therapeut dafür, ein komplettes Modul mit einem Patienten durchzuarbeiten, raten wir dazu, die Folien gemeinsam mit dem Patienten auf einem Computer oder Tablet-PC zu betrachten und die Durchführungshinweise entsprechend den Hinweisen für das Gruppentraining zu beachten. Alternativ zur digitalen Präsentation kann dies auch mit Hilfe ausgedruckter Folien vorgenommen werden, die Therapeut und Patient gemeinsam durcharbeiten.

Weit häufiger werden sich Therapeuten dafür entscheiden, spezifische Denkverzerrungen und (Teil-)Übungen in der Einzeltherapie herauszugreifen, um diese mit dem Patienten gezielt zu bearbeiten. Dabei können zum einen spezifische Folien oder zum anderen Übungen aus den Nachbereitungsbögen ausgewählt werden. Die Folien können auch wieder am Computerbildschirm oder ausgedruckt bearbeitet werden. Das Vorgehen orientiert sich am Therapeuten und seiner Arbeitsweise sowie an dem Zeitpunkt, an dem die Materialien eingesetzt werden. So wird zu Beginn der Therapie eine stärker strukturgebende, vermittelnde Therapeutenrolle als stimmiger erlebt als zum Therapieende.

Anhang

Teilnehmerinformationsblatt

Gruppenregeln

Nachbereitungsbögen 1–8

Literaturverzeichnis

Hinweise zum Trainingsmaterial

Bildnachweis

Sachwortverzeichnis

Inhaltsübersicht Anhang

Teilnehmerinformationsblatt	Seite 103
Gruppenregeln	Seite 111
Nachbereitungsbogen 1: Modul 1 – Denken und Schlussfolgern 1	Seite 112
Nachbereitungsbogen 2: Modul 2 – Gedächtnis	Seite 120
Nachbereitungsbogen 3: Modul 3 – Denken und Schlussfolgern 2	Seite 127
Nachbereitungsbogen 4: Modul 4 – Selbstwert	Seite 136
Nachbereitungsbogen 5: Modul 5 – Denken und Schlussfolgern 3	Seite 146
Nachbereitungsbogen 6: Modul 6 – Verhaltensweisen und Strategien	Seite 157
Nachbereitungsbogen 7: Modul 7 – Denken und Schlussfolgern 4	Seite 163
Nachbereitungsbogen 8: Modul 8 – Wahrnehmen von Gefühlen	Seite 170

Hinweis: Teilnehmerinformationsblatt, Gruppenregeln sowie alle Nachbereitungsbögen finden Sie auch im Trainingsmaterial, das online zum Download bereitsteht (s. S. 182).

Teilnehmerinformationsblatt

Metakognitives Training bei Depression (D-MKT)

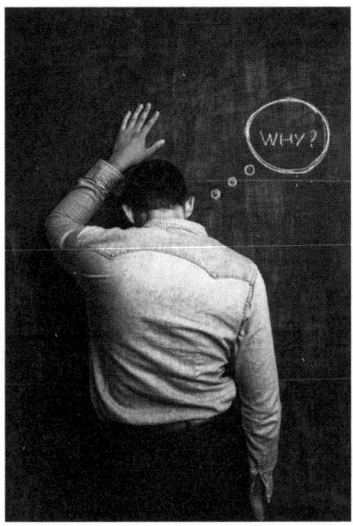

Liebe Patientin, lieber Patient,

das Metakognitive Training bei Depression (D-MKT) ist ein Gruppentraining, das sich speziell an Menschen richtet, die an depressiven Verstimmungen leiden.

Diese Broschüre soll Ihnen die wichtigsten Informationen zum Inhalt und Ablauf der Gruppe sowie einige Grundlagen des Metakognitiven Trainings bei Depression (D-MKT) vermitteln. Bitte lesen Sie sich das Informationsblatt bis zur ersten Sitzung durch.

Wann und wo findet die Gruppe statt?

Wann:

Wo:

Ansprechpartner:

Worum geht es im Metakognitiven Training?

»Meta« ist das griechische Wort für »oberhalb«, »über«. »Kognition« kann vereinfacht als »Denken« übersetzt werden. Zusammengesetzt ergibt sich für das Wort »Metakognition« so die Übersetzung »das Denken über das Denken«. Dieser Ausdruck beschreibt, wie wir uns im Metakognitiven Training mit einem gewissen Abstand, sozusagen aus einer Satellitenposition, Denkvorgänge anschauen (Abb. 1). Dabei beschäftigen wir uns vor allem mit den Denkmustern, die bei der Entstehung und Aufrechterhaltung von Depression eine Rolle spielen.

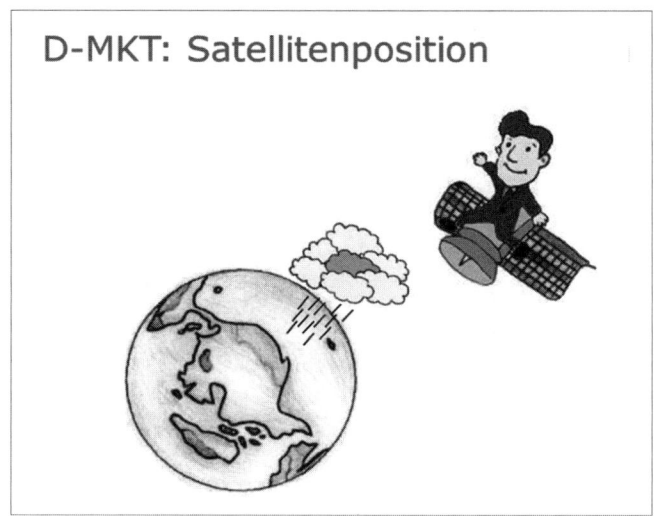

Abbildung 1 Blick aus der Satellitenposition

Was hat das Denken mit Depression zu tun?

Zur Veranschaulichung, wie das Denken mit depressiven Gefühlen und auch depressivem Verhalten zusammenhängt, möchten wir Ihnen ein Beispiel vorstellen:

Stellen Sie sich vor, ein guter Freund ruft Sie an Ihrem Geburtstag nicht an.

Vier unterschiedliche Personen würden in dieser Situation möglicherweise mit ganz unterschiedlichen Gefühlen reagieren: Eine Person reagiert wütend, die andere gelassen, die nächste ängstlich und eine letzte traurig (Abb. 2).

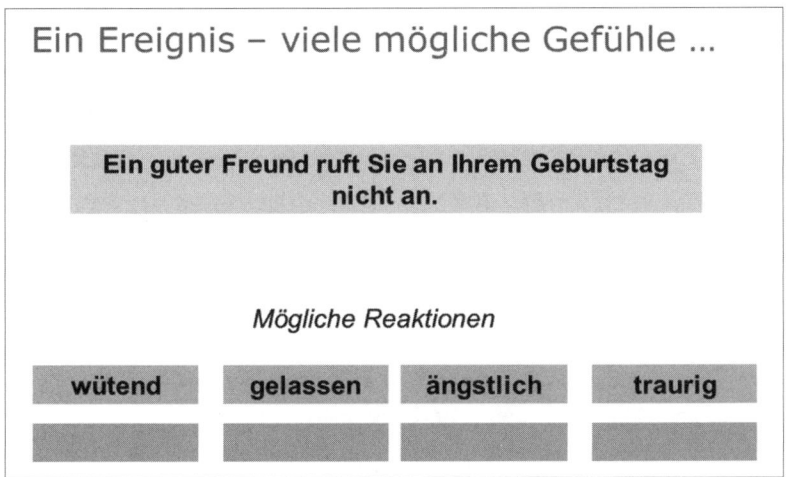

Abbildung 2 Vier unterschiedliche Gefühlsreaktionen auf dieselbe Situation

Was glauben Sie, wie verhält sich wohl die Person die wütend ist? Möglicherweise schreibt sie eine böse E-Mail oder beschließt, den Kontakt abzubrechen. Wie könnten sich Personen verhalten, die gelassen, ängstlich oder traurig reagieren?

Die Person, die gelassen reagiert, feiert wahrscheinlich ungestört ihren Geburtstag, während die Person, die ängstlich reagiert, vielleicht beginnt, sich Sorgen zu machen, dass etwas passiert ist. Die Person, die traurig reagiert, weint vielleicht und beginnt zu grübeln (Abb. 3).

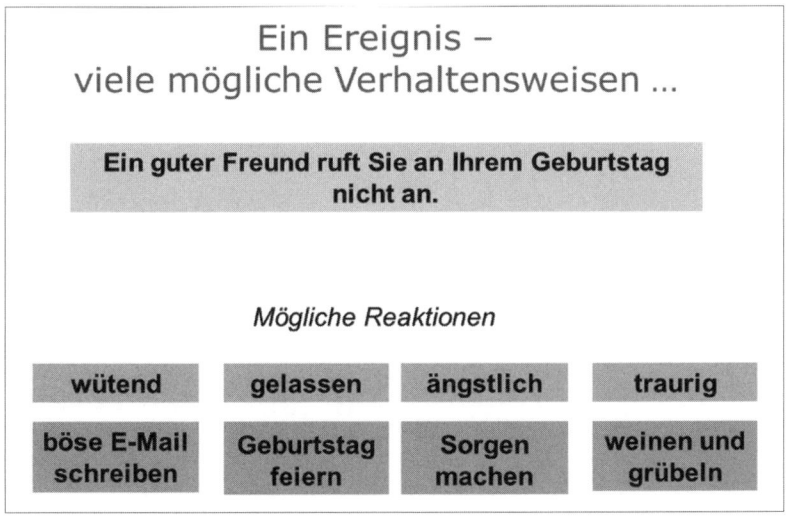

Abbildung 3 Vier unterschiedliche Gefühls- und Verhaltensreaktionen auf dieselbe Situation

Wie kommt es, dass Personen auf ein und dasselbe Ereignis mit so unterschiedlichen Gefühlen und entsprechend unterschiedlichem Verhalten reagieren? Woran könnte das liegen? Genau, die Personen denken unterschiedlich über die Situation. Sie unterscheiden sich darin, wie sie diese bewerten oder was sie daraus schlussfolgern (Abb. 4).

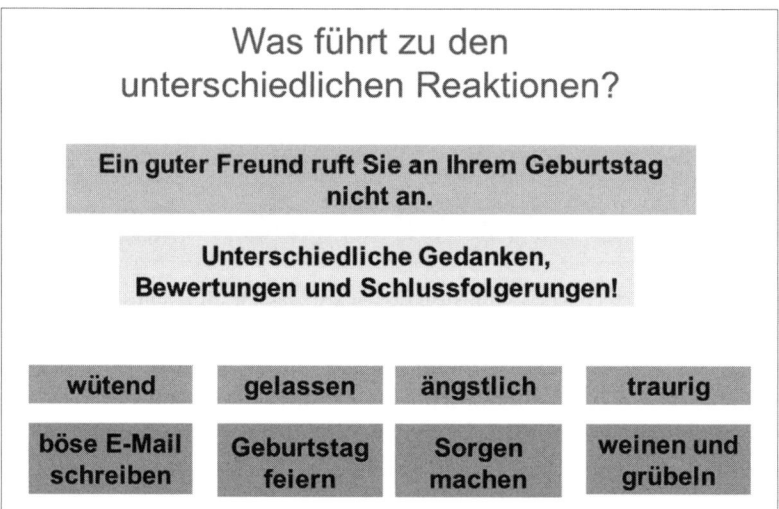

Abbildung 4 Unterschiedliche Gedanken, Bewertungen und Schlussfolgerungen können zu unterschiedlichen Gefühlen und Verhaltensweisen führen

Was könnte z. B. eine Person denken, die in der Situation wütend ist? Was könnte jemand denken, der gelassen, ängstlich oder traurig ist (Abb. 5)?

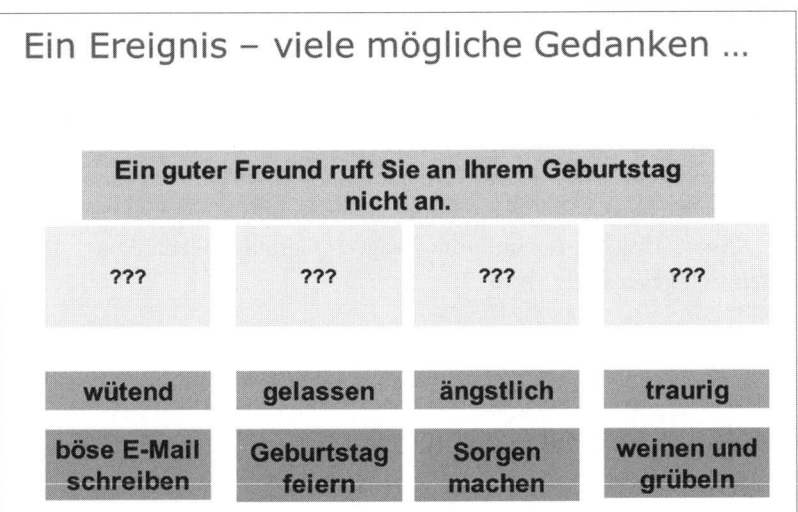

Abbildung 5 Welche Gedanken könnten zu der jeweiligen Reaktion passen?

Die wütende Person denkt vielleicht: »Dieser Blödmann, denkt immer nur an sich selbst und nie an andere. Mit dem will ich nicht mehr befreundet sein«. Wohingegen die Person, die gelassen reagiert, wahrscheinlich eher denkt, dass es eine einfache Erklärung geben wird: »Vielleicht war der Akku seines Telefons leer, er hat seinen Kalender verlegt, er ist im Urlaub oder im Stress«. Die Person, die ängstlich reagiert, denkt womöglich: »Es muss irgendetwas Schlimmes passiert sein!« und die Person, die traurig wird, denkt vielleicht »Er hat mich vergessen, weil ich ihm nicht wichtig bin« (Abb. 6).

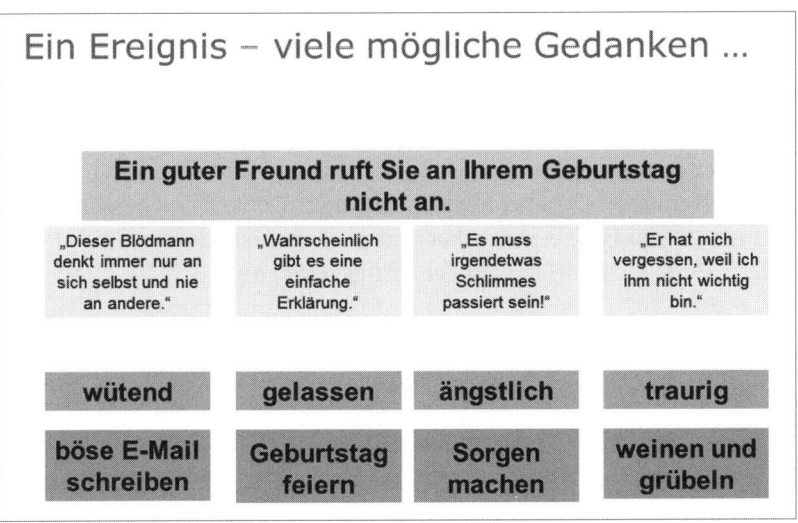

Abbildung 6 Vier mögliche Gedanken, Gefühle und Verhaltensweisen auf dieselbe Situation

Insgesamt beeinflussen unsere Gedanken also, wie wir uns fühlen und uns verhalten. Andersherum beeinflussen unsere Gefühle auch unsere Gedanken. So fällt es z. B. den meisten Menschen schwerer, positive, freudige Gedanken zu haben, wenn sie gerade in negativer, trauriger Stimmung sind. Eine negative Stimmung führt wiederum dazu, dass wir vermehrt negative Gedanken haben. Auch unser Verhalten kann unsere Gedanken beeinflussen: Z. B. gehen häufig angenehme Tätigkeiten mit eher positiven Gefühlen einher. Insgesamt kann man sagen: Gefühle, Gedanken und Verhalten beeinflussen sich gegenseitig (Abb. 7).

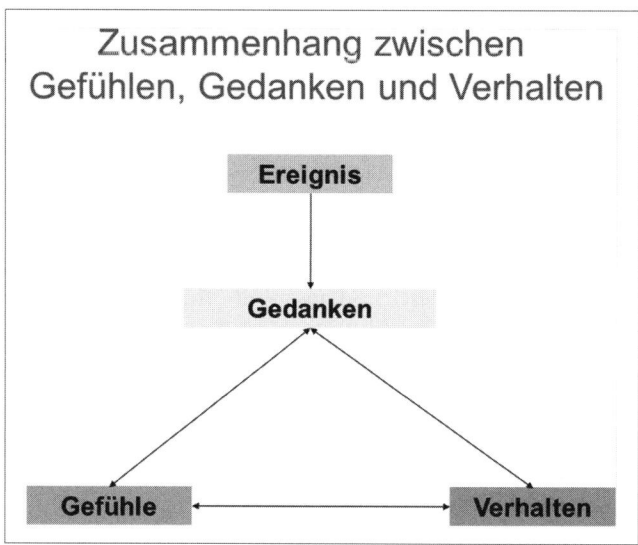

Abbildung 7 Wechselseitiger Zusammenhang zwischen Gedanken, Gefühlen und Verhalten

Wie kommt es aber dazu, dass verschiedene Personen in der gleichen Situation ganz unterschiedliche Gedanken haben, diese unterschiedlich bewerten und zu ganz anderen Schlussfolgerungen kommen? Was uns in einer Situation für Gedanken in den Kopf schießen, hat viel damit zu tun, wie wir gewohnt sind, zu denken, unserem sogenannten »Denkstil«. Darüber hinaus wird unser Denken von bestimmten »Grundüberzeugungen« geprägt, die wir über unsere Lebensspanne entwickeln (z. B. »Ich muss perfekt sein«, »Ich darf keinen Fehler machen«, Abb. 8).

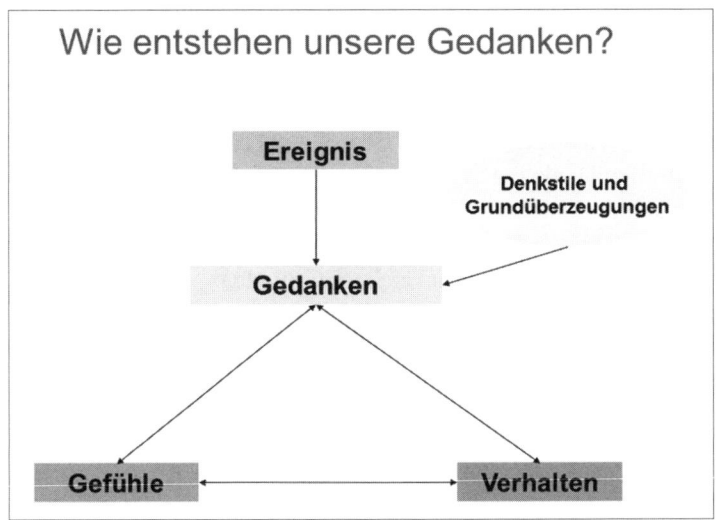

Abbildung 8 Gedanken werden von Denkstilen und/oder Grundüberzeugungen beeinflusst

Generell können Denkstile und/oder Grundüberzeugungen verzerrt, einseitig und nicht an der Realität orientiert sein und so zu Denkverzerrungen führen (Abb. 9).

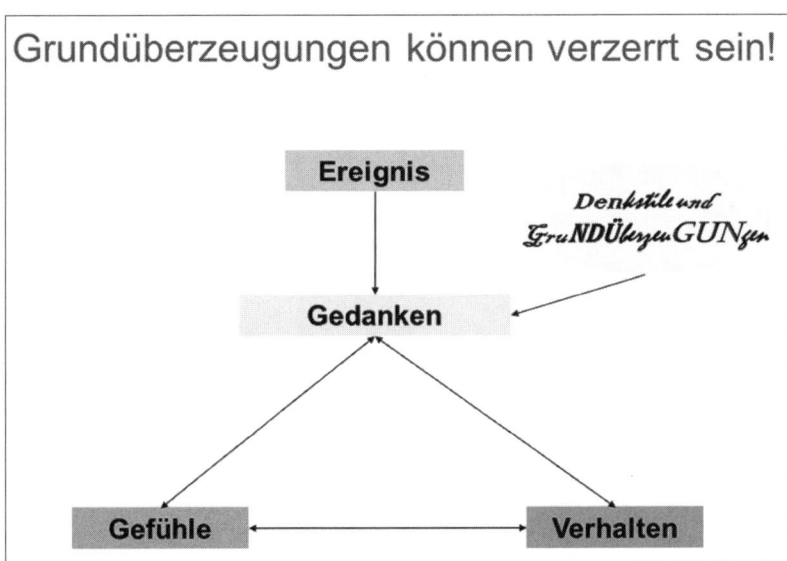

Abbildung 9 Denkstile und/oder Grundüberzeugungen können verzerrt sein

Bei Depression konnten eine ganze Reihe bestimmter Denkverzerrungen identifiziert werden, die an der Entstehung und Aufrechterhaltung von Depression beteiligt sind. Das MKT bei Depression vermittelt Wissen über diese depressionstypischen Denkverzerrungen. Wir betrachten gemeinsam, wie Denkverzerrungen im Alltag wirken und wie sie erkannt und verändert werden können. Darüber hinaus werden Strategien und Annahmen behandelt, die auf lange Sicht eine Depression verstärken.

Folgende Themen erwarten Sie in den insgesamt acht MKT-Sitzungen: Jede zweite Sitzung beschäftigt sich genauer mit dem Denken und Schlussfolgern und den depressionstypischen Denkverzerrungen, wie z. B. geistige Filter, Abwehr des Positiven und voreiligem Schlussfolgern. In den anderen vier Sitzungen beschäftigen wir uns mit den Themen: Gedächtnis, Selbstwert, Wahrnehmung von Gefühlen und depressionstypischem Verhalten (z. B. sich zurückziehen, Grübeln).

Wir freuen uns, Sie in der nächsten Sitzung zum Metakognitiven Training begrüßen zu dürfen! Bitte beachten Sie dabei auch das Merkblatt zu den Gruppenregeln. Sollten Sie noch Fragen zu dieser Broschüre haben, beantworten die Therapeuten diese gern.

Gruppenregeln

für das Metakognitive Training bei Depression (D-MKT)
(1) Bitte kommen Sie pünktlich, damit wir gemeinsam beginnen können.
(2) Teilnehmer und Therapeuten verpflichten sich über persönlich geäußerte Informationen Stillschweigen gegenüber Außenstehenden zu bewahren: Alles was in der Gruppe besprochen wird, bleibt auch in der Gruppe!
(3) Jeder hat das Recht zu reden oder zu schweigen! Jeder kann also selbst bestimmen, was, wie viel und wann er erzählen möchte!
(4) Bitte gehen Sie respektvoll miteinander um und respektieren Sie andere Meinungen! Wenn Sie Kritik üben wollen, beziehen Sie sich auf die Sache/das Verhalten, nicht auf den Menschen.
(5) Bitte hören Sie zu und lassen Sie Andere ausreden!
(6) Bitte sprechen Sie möglichst in der Ich-Form! (»ich« statt »man«)
(7) Scheuen Sie sich nicht Fehler zu machen. Im D-MKT sind Fehler willkommen, denn aus Fehlern lernen wir!
(8) Wer aufgrund einer anderen Verpflichtung das Training nicht besuchen kann oder es früher verlassen muss, teilt dies bitte vor der Sitzung den Therapeuten mit!
(9) In Fällen von Krisen (dies gilt vor allem für ambulante Patienten) oder bei offenen Fragen, melden Sie sich bitte bei den Therapeuten nach der Sitzung!

NB 1 | Modul 1 – Denken und Schlussfolgern 1

Warum beschäftigen wir uns mit »Denken und Schlussfolgern« bei Depression?
▶ Bei vielen Menschen mit Depressionen zeigen sich Besonderheiten in der Art und Weise, Informationen zu verarbeiten.
▶ Diese depressiven Denkmuster sind häufig nicht an der Realität orientiert oder sehr einseitig (z. B. Fehler nur bei sich suchen, besondere Beachtung negativer Details).
▶ Wir sprechen hier auch von »Denkverzerrungen«, die zur Entstehung oder Aufrechterhaltung von Depressionen beitragen können.

Denkverzerrung 1: Geistiger Filter

»Geistiger Filter« oder auch das »Haar in der Suppe« – Was ist damit noch mal gemeint?
▶ Herausfiltern einzelner negativer Details und deren ausschließliche Beachtung.
▶ Die gesamte Sicht der Realität ist verdunkelt, wie ein Tropfen Tinte, der einen Becher Wasser trübt.

Achten Sie in der nächsten Woche auf Situationen, in denen Sie die Realität durch einen »geistigen Filter« wahrnehmen und beschreiben Sie eine dieser Situationen beispielhaft auf den folgenden Seiten. Das bereits ausgefüllte Beispiel ist dabei als Anregung gedacht:

> **Beispiel**
>
> »Während ich in einer Teamsitzung meine Ideen vorstelle, hören viele Personen zu; eine Person spielt mit dem Handy.«
> Geistiger Filter: »Keiner hat zugehört – meine Ideen sind schlecht!«

Ihre Situation:
_____
_____
_____

Ihr »geistiger Filter«:
_____
_____
_____

NB 1 | Modul 1 – Denken und Schlussfolgern 1

Welche Konsequenzen hatte der geistige Filter, also wie beeinflusste er Ihre Gefühle und Ihr Handeln?

> **Beispiel**
>
> »Ich fühle mich inkompetent, mein Selbstvertrauen sinkt. Ich stelle vermutlich in der nächsten Teamsitzung keine meiner Ideen mehr vor.«

Bezogen auf Ihre Situation:

_____
_____
_____

Ist dieser Gedanke gerechtfertigt? NEIN! Daher: Was könnte ein hilfreicher alternativer Gedanke?

> **Beispiel**
>
> »Einige Leute haben inhaltliche Fragen gestellt, sie müssen also zugehört haben. Nicht jedem können meine Ideen gefallen. Außerdem spielt diese Kollegin häufig in Teamsitzungen mit ihrem Handy.«

Bezogen auf Ihre Situation?

_____
_____
_____

Welche Konsequenzen hat dieser alternative Gedanke für Ihr Fühlen und Handeln?

> **Beispiel**
>
> »Ich ärgere mich möglicherweise kurz über die Kollegin. Ich greife einige der Fragen meiner Kollegen auf. Ich bin zufrieden mit meinem Beitrag und stelle zukünftig wieder etwas vor.«

© Jelinek • Hauschildt • Moritz, Metakognitives Training bei Depression. Weinheim: Beltz 2015

NB 1 — Modul 1 – Denken und Schlussfolgern 1 — 3/8

Bezogen auf Ihre Situation:

___
___
___

Wenn bei der von Ihnen erlebten Situation auch vertraute Menschen anwesend waren:
Finden Sie heraus, ob andere Menschen genauso denken wie Sie, indem Sie eine der vertrauten Personen fragen, wie er/sie die Situation bewertet.

> **Beispiel**
> »Die Kollegin hat während meines Beitrages mit dem Handy gespielt. Was denkst du, warum könnte sie mit dem Handy gespielt haben?«

Wer war in der von Ihnen erlebten Situation anwesend? Was könnten Sie die Person fragen?

___
___
___

Was könnte die Person antworten? (Manchmal reicht es, Personen »im Geiste« zu befragen.)

___
___
___

Denkverzerrung 2: Übertriebene Verallgemeinerung

»Übertriebene Verallgemeinerung« – Was ist damit noch mal gemeint?
- ▶ Ein einzelnes negatives Ereignis wird als Teil einer andauernden Misserfolgsserie angesehen.
- ▶ Bei Beschreibung solcher Begebenheiten werden häufig Worte wie »immer« oder »niemals« verwendet.

| NB 1 | Modul 1 – Denken und Schlussfolgern 1 |

Achten Sie in der nächsten Woche auf Situationen, in denen Sie übertriebene Verallgemeinerungen vornehmen, und versuchen Sie, zu einer hilfreicheren Bewertung zu gelangen.

Folgende Beispiele sollen Ihnen dabei eine Unterstützung sein:

Beispiel

Wenn Sie den Geburtstag einer Freundin vergessen haben, versuchen Sie, anstatt einer Verallgemeinerung wie:
»Immer bin ich eine schlechte Freundin.«

… eine konkrete, situationsgebundene Aussage zu machen, zum Beispiel:
»Ich habe in diesem Jahr ihren Geburtstag vergessen. Das ist unangenehm, ich kann ihr aber auch verspätet von ganzem Herzen gratulieren!«

In welcher Situation verwenden Sie die Worte »immer« oder »nie«?

_____

_____

Was wäre in Ihrer Situation eine konkretere, situationsgebundene Aussage?

_____

_____

Beispiel

Wenn Ihnen ein Gericht misslingt, versuchen Sie, statt einer negativen Vorhersage wie:
»Ich werde nie lernen, richtig zu kochen. Es ist hoffnungslos.«

NB 1 | Modul 1 – Denken und Schlussfolgern 1

> ... im Hier und Heute zu bleiben:
> »Heute hat es nicht geklappt. Das ist ärgerlich, heißt aber nicht, dass es mir auch in Zukunft nicht gelingen wird.«

In welchen Situationen sagen Sie eine negative Zukunft voraus (siehe auch Modul 7, voreiliges Schlussfolgern)?

_____
_____
_____

Was wären in Ihren Situationen eine Aussage im Hier und Heute?

_____
_____
_____

Beispiel

Es gelingt Ihnen nicht, ein Regal zusammenzubauen. Anstatt mit sich selbst hart ins Gericht zu gehen wie
»Ich bin eine Niete, nichts kann ich richtig.«

... wechseln Sie die Perspektive und überlegen Sie, was Sie einem guten Freund sagen würden, zum Beispiel:
»Es ist auch wirklich schwierig, dieses Regal alleine zusammenzubauen, und die Bauanleitung war sehr schwer nachzuvollziehen.«

Wann sind Sie mit sich selbst hart ins Gericht gegangen?

_____
_____

Modul 1 – Denken und Schlussfolgern 1

Was würden Sie einem guten Freund in der gleichen Situation sagen?

_____

_____

_____

> **Beispiel**
>
> Ein einzelner negativer Aspekt eines Ereignisses stellt für Sie alles Positive in den Schatten.
>
> **Situation:** Sie sind im Urlaub, es regnet einen Tag.
>
> Sie sagen sich: »Der ganze Urlaub wird eine Katastrophe – es hört bestimmt nie auf zu regnen. Ich hätte zu Hause bleiben sollen.«
>
> **Bewusste Übertreibung:**
> Steigern Sie das Szenario ins Absurde, schmücken Sie es nach Möglichkeit sogar witzig aus! Nehmen Sie Ihre eigene Denkverzerrung ein wenig auf die Schippe. Dies kann helfen, Abstand zu gewinnen:
>
> Sie berichten allen von der bevorstehenden Katastrophe. Wochenlange Regengüsse im Urlaubsort; die Leute beginnen mit dem Bau einer Arche und Evakuierung; Sie werden gefeiert als das »Orakel« der Katastrophe und »Retter« vor der Flut.

Ihr eigenes Beispiel:

_____

_____

Bewusste Übertreibung:

_____

_____

NB 1 | Modul 1 – Denken und Schlussfolgern 1 | 7/8

Weitere Umsetzung

Achten Sie auf Situationen, in denen es Ihnen auf Anhieb gelang, eine hilfreiche Bewertung vorzunehmen, und belohnen Sie sich dafür!

Falls Ihnen das noch nicht auf Anhieb gelingt, ist das in Ordnung. Sie können sich diese Aufgabe auch für später, zum Beispiel nach Beendigung des Trainings, aufheben.

> **Beispiel**
>
> Sie haben ein Fremdwort falsch benutzt und konnten sich sagen:
> »Ein Wort falsch zu benutzen hat nichts mit meiner Intelligenz zu tun, das kann jedem passieren.«
>
> Belohnung:
> »Ich habe mir mit einer Tasse meines Lieblingstees eine halbe Stunde Ruhe auf dem Balkon gegönnt.«

Ihre eigene Situation:
_____
_____
_____

Ihre Belohnung:
_____
_____
_____

> **Übersicht**
>
> **Zusammenfassung der Lernziele**
> ▶ Achten Sie im Alltag auf die besprochenen depressiven Bewertungen (»geistiger Filter«, »übertriebene Verallgemeinerung«)!

| NB 1 | Modul 1 – Denken und Schlussfolgern 1 |

- ▶ Ziehen Sie hilfreichere Bewertungen heran, zum Beispiel:
  - Machen Sie konkrete, situationsgebundene Aussagen, die sich auf das Hier und Jetzt beziehen!
  - Machen Sie einen Perspektivwechsel (»Was würde ich einem guten Freund sagen, dem das Gleiche oder etwas Ähnliches passiert ist?«).
  - Gewinnen Sie Abstand, indem Sie Ihre Bewertung bewusst übertreiben (Szenario ins Groteske steigern / witzig ausschmücken).

Notizen

Raum für offene Fragen, Probleme, die aufgetaucht sind, oder Erfahrungen, über die Sie in der nächsten Sitzung berichten möchten:

_____
_____
_____
_____
_____
_____

Andere Notizen:

_____
_____
_____
_____
_____
_____

Warum beschäftigen wir uns mit dem Gedächtnis bei Depression?
- ▶ Viele Menschen mit Depression klagen über Konzentrations- und Gedächtnisprobleme.
- ▶ Eine verminderte Konzentrationsfähigkeit ist sogar ein mögliches Diagnosekriterium bei Depression.

Wäre es theoretisch möglich sich an alles zu erinnern?
- ▶ **Nein!** Die Speicherungsfähigkeit unseres Gedächtnisses ist begrenzt!
- ▶ Im Durchschnitt können nur ungefähr 60 % der Informationen einer Geschichte aktiv wiedergegeben werden (40 % nicht!).
  - Vorteil: Unser Gehirn wird nicht mit Nebensächlichkeiten überstrapaziert, aber …
  - Nachteil: … viele wichtige Erinnerungen gehen ebenfalls verloren (Termine, Urlaubserinnerungen, Schulwissen etc.).

Gedächtnis & Konzentration

- ▶ Unsere Aufmerksamkeit funktioniert ähnlich einem Scheinwerfer, der nur ein Objekt zur gleichen Zeit auf der Bühne beleuchten kann.
- ▶ Wir können uns nur an Dinge richtig erinnern, auf die wir vorher unsere Aufmerksamkeit gerichtet haben!
- ▶ Es ist unmöglich, unsere Aufmerksamkeit auf alle Informationen in unserer Umgebung gleichzeitig zu richten.
- ▶ Wie gut wir uns Dinge merken können, hängt auch davon ab, wie gut wir uns in dem Moment konzentrieren.

Wie kommt es zu Konzentrations- und Gedächtnisproblemen bei Depression?
- ▶ Bei starker Grübelneigung beanspruchen die kreisenden Gedanken oft die ganze Aufmerksamkeit.
- ▶ Es ist kaum noch Aufmerksamkeitskapazität übrig, die auf andere (wichtige) Dinge in der Umgebung gerichtet werden kann. Der Scheinwerfer ist quasi »nach innen« gerichtet.
- ▶ Als Folge können sich Betroffene später an manche Details in der Umgebung kaum erinnern.

Eine häufige Angst: Bekomme ich Alzheimer?
- ▶ **Nein!** Gedächtnisprobleme bei Depressionen sind erklärbar! Sie sind eine vorübergehende Erscheinung und weit weniger ausgeprägt als bei Demenz (Menschen merken sich praktisch nichts mehr).

- Sie hängen eher mit einer verringerten Informationsaufnahme als mit »Vergessen« zusammen.
- Auch die mit einer Depression häufig verbundene geringe Motivation, Lustlosigkeit und Antriebslosigkeit erklären eine verringerte Informationsaufnahme.
- Nimmt das Grübeln / die Depression ab, kann der Betroffene seine Aufmerksamkeit auch wieder anderen Dingen zuwenden und sich an diese erinnern.

Sehen und erinnern wir alle dasselbe?
- **Nein,** jeder Mensch nimmt Dinge anders wahr!
- Generell richten wir unsere Aufmerksamkeit vor allem auf Informationen, die persönlich bedeutsam sind, z. B. weil sie zu unserer aktuellen Stimmungslage passen.

> **Probieren Sie Folgendes aus:**
> Spielen Sie »Ich sehe was, was du nicht siehst« mit Freunden, z. B. während eines Cafébesuchs. Sie werden sehen, dass jeder auf andere Dinge achtet.

Fehlerinnerungen
- Nicht alles, woran wir uns erinnern, hat sich genau so abgespielt! Unser Gedächtnis funktioniert nicht wie eine »Videokamera«!
- Unser Kopf ergänzt und vermischt aktuelle Eindrücke durch frühere, ähnliche Ereignisse. Vieles ergänzen wir durch »Logik« (erinnern Sie sich an Beispiele aus der Sitzung)!

Erinnerungen und Depression
- Depressive Stimmung führt oft dazu, dass vor allem negative Ereignisse erinnert werden – angenehme oder neutrale Ereignisse werden nicht so leicht erinnert.
- Ereignisse werden also nicht durch eine rosa-rote, sondern vielmehr durch eine graue Brille erlebt und erinnert!
- **Beispiel:**
  Im Konzert räuspert sich ein Mann des Öfteren. Im Nachhinein wird nur noch die Störung erinnert, nicht aber die schöne Musik!

Fehlerinnerungen und Depression
- Diese emotionale Färbung betrifft auch Fehlerinnerungen!
- Dies kann eine realistische Sicht der Umwelt erschweren und eine depressive Bewertung begünstigen (d. h. zusätzliche »Beweise« im Sinne einer depressiven Verarbeitung liefern).

Bedeutet das für mich, ich kann meiner Erinnerung nicht mehr trauen?
- **Nein!** Fehlerinnerungen sind normal und betreffen alle Menschen.
- Ziehen Sie aber in Erwägung, dass Sie sich (wie alle Menschen!) irren können, weil das Gedächtnis keine Videokamera ist.
- Beachten Sie bei negativen Situationen, dass diese vielleicht durch eine graue Brille erinnert werden.
- Trainieren Sie im Alltag, sich öfter an positive Ereignisse zu erinnern, und führen Sie z. B. ein Freude-Tagebuch, in dem Sie jeden Abend freudige Ereignisse des Tages aufschreiben.

Was hilft bei Gedächtnisproblemen im Alltag?

(1) Versuchen Sie, möglichst viel Struktur in Ihren Tagesablauf zu bringen. Je routinierter Sie handeln, desto geringer ist das Risiko, etwas zu vergessen.
(2) Es ist ebenfalls hilfreich, eine größtmögliche »äußere Ordnung« zu halten. Sie finden Gegenstände eher wieder und erinnern sich besser, wenn die Dinge einen festen Platz haben.
(3) Heften Sie sich wichtige Notizen an dafür sinnvolle Orte (z. B. Medikamenteneinnahme an den Kühlschrank oder Badezimmerspiegel; mitzunehmende Unterlagen an die Wohnungstür etc.).
(4) Nutzen Sie einen Terminkalender und Erinnerungshilfen (z. B. von Handys oder E-Mail-Programmen).
(5) Gewöhnen Sie sich an, immer ein Notizbuch und einen Stift bei sich zu haben. Dort können Sie Dinge notieren (z. B. Aufgaben-Listen).
(6) Wenn Sie unterwegs sind, sich eine Idee merken möchten, aber keine Möglichkeit haben, diese zu notieren, versuchen Sie diese zu verankern, indem Sie die Idee mit einem Gegenstand verknüpfen (z. B. Knoten ins Taschentuch binden, sich einen Stein in die Tasche stecken).
(7) Je mehr Sinne und Prozesse am Lernvorgang beteiligt sind, desto höher ist die Behaltensleistung. Nutzen Sie daher viele »Kanäle« wie Hören, Sehen, Diskutieren und Anwenden.

Eigene Nachbereitungen:

Auf den folgenden Seiten finden Sie Anregungen, wie Sie das Gelernte in diesem Modul in Ihrem Alltag umsetzen können. Sie können die bereits ausgefüllten Beispiele verwenden oder sich eigene überlegen.

Konzentration

Was kann ich tun, damit mir das Konzentrieren leichter fällt?

> **Beispiel**
>
> »Nur eine Aufgabe zur gleichen Zeit machen, z. B. beim Lesen den Fernseher ausschalten.«

Was ich tun möchte und wann ich es **konkret** (Tag, Uhrzeit) umsetzen möchte:

_____
_____
_____

Was kann ich tun, um meine Aufmerksamkeit für schöne Dinge zu schärfen?

> **Beispiel**
>
> »Auf einem Spaziergang die Dinge um mich herum bewusst wahrnehmen und versuchen, das Positive, das mir ins Auge fällt, besonders einzuprägen.«

Was ich tun möchte und wann ich es **konkret** (Tag, Uhrzeit) umsetzen möchte:

_____
_____
_____

Gedächtnis

Welche (der vorgestellten) Gedächtnisstützen möchte ich in dieser Woche ausprobieren (s. o.: »Was hilft bei Gedächtnisproblemen im Alltag?«)?

> **Beispiel**
>
> »Einen festen Ort in der Wohnung für den Haustürschlüssel bestimmen: den Schlüssel in der Haustür stecken lassen.«

Was möchte ich ausprobieren?
___
___
___

Welche Strategie möchte ich ausprobieren, um mir Dinge auch ohne Gedächtnisstütze merken zu können?

> **Beispiel**
>
> »Ich habe einen interessanten Artikel gelesen und um das Gelesene besser zu verankern, suche ich mir zusätzliche Informationen, z. B. im Internet oder ich erzähle einem Freund das Gelesene.«

Welche Strategie möchte ich wann **konkret** (Tag, Uhrzeit) ausprobieren:
___
___
___

Gedächtnis und Stimmung

Was kann ich tun, um meine Erinnerung an positive Ereignisse zu verbessern?

> **Beispiel**
>
> »Ich führe ein Freude-Tagebuch, in das ich jeden Abend nach dem Essen positive Erlebnisse eintrage.«

Was ich tun möchte und wann ich es **konkret** (Tag, Uhrzeit) machen möchte:
___
___
___

Welche Vorbereitungen muss ich dafür treffen und wann möchte ich dies konkret tun?

> **Beispiel**
>
> »Ich brauche ein schönes Schreibheft und einen Stift. Beides werde ich mir morgen Nachmittag kaufen.«

Bezogen auf Ihr Beispiel:
_____
_____
_____

> **Übersicht**
>
> **Zusammenfassung der Lernziele**
> ▸ Gedächtnisprobleme bei Depressionen sind erklärbar und z. T. auf andere Probleme rückführbar (z. B. Konzentrationsprobleme; häufige Grübeleien).
> ▸ Anders als bei Demenzerkrankungen sind die Konzentrations- und Gedächtnisprobleme bei Depression weniger schwerwiegend und bessern sich zumeist wieder, wenn die Depression behandelt wird.
> ▸ Generell können unsere Erinnerungen trügen! Unser Gedächtnis ist anfällig für Verzerrungen. Diese sind vor allem auch von unserer Stimmung abhängig.
> ▸ Benutzen Sie in Zeiten der Depression Gedächtnisstützen (Kalender; Post-its) und führen Sie ein Freude-Tagebuch.
> ▸ Nobody's perfect: Wir alle vergessen Dinge. Das ist normal und manchmal auch gut so!

Modul 2 – Gedächtnis

Notizen

Raum für offene Fragen, Probleme die aufgetaucht sind, oder Erfahrungen, über die Sie in der nächsten Sitzung berichten möchten:

_____

_____

_____

_____

_____

_____

Andere Notizen:

_____

_____

_____

_____

_____

Warum beschäftigen wir uns mit »Denken und Schlussfolgern« bei Depression?
- Bei vielen Menschen mit Depressionen zeigen sich Besonderheiten in der Art und Weise, Informationen zu verarbeiten.
- Diese depressiven Denkmuster sind häufig nicht an der Realität orientiert oder sehr einseitig (z. B. wenn etwas nicht perfekt gelingt, sich als Versager zu fühlen).
- Wir sprechen hier auch von »Denkverzerrungen«, die zur Entstehung oder Aufrechterhaltung von Depressionen beitragen können.

Denkverzerrung 1: »Sollte-Aussagen«

»Sollte-Aussagen« oder auch der »überhöhte Anspruch an sich selbst« – Was ist damit noch mal gemeint?
- Versuch, sich selbst durch »man sollte«, »man müsste«, »man darf nicht« anzutreiben.
- Rigide, d. h. starre Regeln und Normen aufstellen, die keine Abweichung erlauben!

Kennen Sie das? Achten Sie in der nächsten Woche auf Situationen, in denen Sie überhöhte Ansprüche an sich stellen. Das bereits ausgefüllte Beispiel ist als Anregung gedacht:

> **Beispiel**
> »Ich sollte bei einem Termin immer pünktlich sein.«

Kennen Sie das von sich? Welche überhöhten Ansprüche haben Sie an sich?
_____
_____
_____

Warum glauben Sie, ist es wichtig, diesen Anspruch immer einzuhalten?

> **Beispiel**
> »Es gehört sich einfach nicht, zu spät zu kommen. Es ist unhöflich, Menschen warten zu lassen. Sie könnten denken, sie wären mir nicht wichtig, oder sie könnten mich für unorganisiert, rücksichtslos oder unzuverlässig halten.«

NB 3   Modul 3 – Denken und Schlussfolgern 2   2/9

Bezogen auf Ihre Ansprüche, warum glauben Sie, ist es für Sie wichtig, diese immer einzuhalten?

_____
_____
_____

Welchen Nutzen und welche Kosten haben überhöhte Ansprüche?

> **Beispiel**
>
> **Nutzen:**
> »Ich werde als sehr zuverlässig wahrgenommen und bekomme Anerkennung dafür. Ich genieße es, dass die anderen das Gefühl haben, sich auf mich verlassen zu können.«
>
> **Kosten:**
> »Ich bin angespannt, weil ich vor jedem Termin sehr auf die Zeit achten muss. Ich habe ein schlechtes Gewissen, wenn ich zu einem Termin zu spät komme, auch wenn mein Gegenüber es gar nicht schlimm findet.«

Bezogen auf Ihre eigenen Ansprüche:
Nutzen:

_____
_____
_____

Kosten:

_____
_____
_____

Was wäre ein nachsichtigerer Umgang / ein fairer Maßstab?

> **Beispiel**
>
> »Es ist nicht bei jedem Termin gleichwichtig pünktlich zu sein. Bei einem Vorstellungsgespräch wäre es z. B. wichtiger als bei einem privaten Grillabend. Ich bemühe mich, pünktlich zu sein, wenn mal etwas dazwischen kommt, kann ich es nicht mehr ändern und sage kurz Bescheid, dass es später wird, oder bitte vor Ort um Entschuldigung.«

Bezogen auf Ihre eigenen Ansprüche: Was wäre ein nachsichtigerer Umgang / ein fairer Maßstab?

_____

_____

_____

Denkverzerrung 2: »Abwehr des Positiven«

»Abwehr des Positiven« - Was ist damit noch mal gemeint?
▶ »Abwehr des Positiven« kann sich folgendermaßen zeigen:
  (1) Unkritische Annahme negativer Rückmeldung.
  (2) Ablehnung positiver Rückmeldung (Leugnen oder Herunterspielen positiver Erfahrungen oder positive Erfahrungen als Ausnahmen betrachten).

Kennen Sie das? Achten Sie in der nächsten Woche auf Situationen, in denen Sie positive Rückmeldung nicht annehmen konnten oder negative Rückmeldung vorschnell angenommen haben.

(1) Ablehnung positiver Rückmeldung

> **Beispiel**
>
> Sie werden für Ihre Arbeit gelobt und denken sich:
> »Der andere versucht mir nur zu schmeicheln, er ist unehrlich.«
> »Das sieht nur der so.«

NB 3 | Modul 3 – Denken und Schlussfolgern 2 | 4/9

> Wie wirkten sich diese Gedanken auf Ihre Stimmung und Ihren Selbstwert aus?
> »Ich fühle mich nutzlos und demotiviert. Mein Selbstwert sinkt.«

In welcher Situation konnten Sie eine positive Rückmeldung nicht annehmen? Was waren Ihre Gedanken?

_____

_____

_____

Wie wirkten sich diese Gedanken auf Ihre Stimmung und Ihren Selbstwert aus?

_____

_____

_____

Was hätten Sie in dieser Situation leisten oder worauf hätten Sie achten müssen, damit Sie positive Rückmeldung »verdient« hätten?

_____

_____

_____

Ist es sinnvoll, sich an diesem Maßstab zu orientieren? Möchten Sie das?

_____

_____

_____

Beispiel

> Falls Sie das nicht möchten, was könnte eine hilfreichere Bewertung sein?
> »Schön, dass jemand meine Leistung anerkennt!«

NB 3 — Modul 3 – Denken und Schlussfolgern 2

Wie würde sich diese Bewertung auf Ihre Stimmung und Ihren Selbstwert auswirken?
»Ich bin stolz und fühle mich bestärkt in meinem Können. Ich bin motiviert, meine Arbeit fortzusetzen.«

Bezogen auf Ihre Situation, was wäre eine hilfreichere Bewertung gewesen?
_____
_____
_____
_____
_____
_____

Wie hätte sich dies auf Ihre Stimmung und Ihren Selbstwert ausgewirkt?
_____
_____
_____
_____
_____
_____

(2) Vorschnelle Annahme negativer Rückmeldung

Beispiel

Sie werden kritisiert und denken sich:
»Der andere hat mich durchschaut, ich bin nichts wert ...«

Wie wirken sich diese Gedanken auf Ihre Stimmung und Ihren Selbstwert aus?
»Mein Selbstwert leidet, ich fühle mich wertlos und abgelehnt.«

| NB 3 | Modul 3 – Denken und Schlussfolgern 2 |

> Was könnte eine hilfreiche Bewertung sein?
> »Der andere hat eventuell einen schlechten Tag.«
> »Kann ich aus der Kritik etwas lernen?«

In welcher Situation haben Sie negative Rückmeldung vorschnell angenommen?
_____
_____
_____

Wie wirkten sich diese Gedanken auf Ihre Stimmung und Ihren Selbstwert aus?
_____
_____
_____

Was wäre eine hilfreichere Bewertung gewesen?
_____
_____
_____

Wie hätte sich dies auf Ihre Stimmung und Ihren Selbstwert ausgewirkt?
_____
_____
_____

Welche Gedanken könnten Ihnen dabei helfen, zu lernen, Positives, wie z. B. ein Lob, in Zukunft besser anzunehmen?

Beispiel

> »Mit einem Lob möchte jemand mir ein Geschenk machen. Darüber kann ich mich freuen.«

| NB 3 | Modul 3 – Denken und Schlussfolgern 2 |

Haben Sie weitere Ideen für hilfreiche Gedanken?
_____
_____
_____

Was könnte Ihnen dabei helfen, zu lernen, mit negativer Rückmeldung zukünftig besser umzugehen?

> **Beispiel**
>
> **Kritik differenziert betrachten:**
> »Ein konkretes Verhalten von mir ist gemeint – nicht meine ganze Person!«

Haben Sie weitere Ideen für hilfreiche Bewertungen?
_____
_____
_____

Denkverzerrung 3: »Alles-oder-nichts-Denken«

»Alles-oder-nichts-Denken« oder: »Es gibt nur schwarz oder weiß« beziehungsweise »Keine halben Sachen« – Was ist damit noch mal gemeint?
- Wenn etwas nicht perfekt ist (Anspruch nicht zu 100 % erfüllt), vom vollständigen Scheitern überzeugt sein!
- Wie ein innerer Kritiker, der Ihnen weismachen will, dass es im Leben nur »alles« oder »nichts« gibt.

Können Sie sich Beispiele vorstellen, bei denen eine »halbe Sache« ein Schritt in die richtige Richtung ist?

> **Beispiel**
>
> **Das Lernen einer Sprache:**
> »Eine Sprache lernt man nur nach und nach, lieber mit 1 % anfangen, z. B. mit zehn Vokabeln, als zu 100 % gar nichts machen!«

| NB 3 | Modul 3 – Denken und Schlussfolgern 2 | 8/9 |

Ihre eigenen Beispiele:

_____
_____
_____

Zusammenfassung der Lernziele
- ▶ Achten Sie auf Denkverzerrungen wie »Sollte-Aussagen«, »Abwehr des Positiven« und »Alles-oder-nichts-Denken« im Alltag!
- ▶ Finden Sie das richtige Maß für eigene Ansprüche – seien Sie fair zu sich, sodass Sie eine Chance haben, Ihren Ansprüchen zu genügen!
- ▶ Dies bedeutet auch, sich zu verzeihen, wenn Sie mal wieder in die Fallen dieser Denkverzerrungen tappen!
- ▶ Wenden Sie Strategien zum alternativen Umgang bei »Abwehr des Positiven« an und trainieren Sie diese, z. B.:
  – Kritik differenziert betrachten (Verhalten vs. ganzer Mensch)
  – den konstruktiven Anteil in einer Kritik finden
  – Lob als Geschenk betrachten
  – Freude über Lob ausdrücken und es nicht abwerten

Notizen

Raum für offene Fragen, Probleme, die aufgetaucht sind, oder Erfahrungen, über die Sie in der nächsten Sitzung berichten möchten:

_____
_____
_____
_____
_____

| NB 3 | Modul 3 – Denken und Schlussfolgern 2 | 9/9 |

Andere Notizen:
_____
_____
_____
_____
_____
_____

Modul 4 – Selbstwert

Warum beschäftigen wir uns mit dem Selbstwert bei Depression?
▶ Viele Menschen mit Depressionen leiden unter einem geringen Selbstwertgefühl.

Personen mit niedrigem Selbstwert ...
▶ neigen dazu, immer in das »Versager-Fach« zu schauen
▶ neigen zu pauschalen Selbst-Urteilen (»Ich bin wertlos«)
▶ unterscheiden wenig zwischen Verhalten und Person (etwas misslingt = Versager)

Selbstwert

Was genau ist Selbstwert?
▶ der **Wert**, den wir uns **selbst** zuteilen
▶ **subjektive** Größe
▶ unabhängig von der Einschätzung andere Menschen

Was zeichnet Menschen mit hohem Selbstwertgefühl aus?
Direkt sichtbar:
▶ Stimme: klar, deutlich, angemessene Lautstärke
▶ Mimik/Gestik: Blickkontakt; den Inhalt unterstreichend
▶ Körperhaltung: aufrecht

Nicht direkt sichtbar:
▶ Vertrauen in eigene Fähigkeiten
▶ Akzeptieren von Fehlern oder Misserfolg (ohne sich selbst abzuwerten)
▶ Reflexion der eigenen Person, Bereitschaft, dazuzulernen (auch aus Fehlern)
▶ positive Einstellung gegenüber sich selbst, z. B. sich selbst für etwas Gelungenes loben

Selbstwertquellen
▶ Selbstwert ist keine feste Größe, sondern kann in verschiedenen Lebensbereichen unterschiedlich hoch sein
▶ mitentscheidend ist die Frage, ob wir allein unsere Mängel betrachten oder auch unsere Fähigkeiten und Stärken

Vergleiche mit anderen
▶ Schnell und häufig unbewusst vergleichen wir uns mit anderen Menschen. Das ist normal. Mit wem und worin wir uns vergleichen, kann den Selbstwert beeinflussen:
  – Schneiden wir immer schlechter ab (weil das Ideal unerreichbar ist oder der Vergleich unfair) fühlen wir uns minderwertig.

Vergegenwärtigen von Stärken oder »Wie finde ich verlorene Schätze«?

Tipps, um Stimmung und Selbstwertgefühl zu steigern:
- Freude-Tagebuch: Schreiben Sie jeden Abend stichwortartig Dinge auf, die gut gelaufen sind. Gehen Sie diese im Geiste durch.
- Nehmen Sie Komplimente an und schreiben Sie diese möglichst kurz auf, damit Sie darauf in schlechten Zeiten zurückgreifen können (Reserve)! Denn:
  - Was wir schwarz-auf-weiß haben, erscheint uns oft realer als bloße Erinnerungen, die uns in schlechter Stimmung auch nicht zuverlässig zur Verfügung stehen.
- Positive Aktivitäten: Machen Sie Dinge, die Ihnen guttun – möglichst gemeinsam mit anderen (z. B. ins Kino, ins Café oder Spazierengehen).
- Körperliche Betätigung (mind. 20 Minuten) – keine Quälerei – möglichst eine Kombination aus Ausdauer- und Krafttraining.
- Hören Sie Ihre Gute-Laune-Lieblingslieder.

Eigene Nachbereitung

Auf den folgenden Seiten finden Sie Anregungen für konkrete Übungen, die Sie zur Stärkung Ihres Selbstwerts durchführen können.

(1) Eigene Stärken überlegen:
Was gelingt mir gut? Für was habe ich schon häufiger Komplimente bekommen? Was gefällt mir bei anderen? Wo ist mir das auch schon mal gelungen?

Beispiel

»Ich bin handwerklich begabt und kann gut Auto fahren.«

Welche Stärken haben Sie?

_____
_____
_____
_____
_____

NB 4 — Modul 4 – Selbstwert

Konkrete Situationen vorstellen: Wann und wo? Was habe ich da konkret gemacht, oder wer hat mir das rückgemeldet?

> **Beispiel**
>
> »Ich habe letzte Woche einer Freundin beim Renovieren geholfen, da war ich ihr eine große Hilfe. Ich habe für einen Freund sein Auto in eine sehr enge Parklücke eingeparkt.«

Ihre eigene Situation: Wann und wo ist Ihnen das gut gelungen? Was haben Sie konkret gemacht, oder wer hat Ihnen das rückgemeldet?

_____
_____
_____

(2) Schreiben Sie auf, wenn etwas gut gelaufen ist oder Sie für eine Sache Komplimente bekommen haben! Dabei kann Ihnen vielleicht folgende Übung helfen:

> **Die Geschichte von einem Grafen, ...**
>
> ... der sehr, sehr alt wurde, weil er ein Lebensgenießer par excellence war.
> Er verließ niemals das Haus, ohne sich zuvor eine Handvoll Bohnen einzustecken. Er tat dies nicht etwa, um die Bohnen zu kauen. Nein, er nahm sie mit, um so die schönen Momente des Tages bewusster wahrnehmen und um sie besser zählen zu können.
> Für jede positive Kleinigkeit, die er tagsüber erlebte – zum Beispiel einen fröhlichen Plausch auf der Straße, das Lachen seiner Frau, ein köstliches Mahl, eine feine Zigarre, einen schattigen Platz in der Mittagshitze, ein Glas guten Weines –, für alles, was die Sinne erfreute, ließ er eine Bohne von der rechten in die linke Jackentasche wandern. Manchmal waren es gleich zwei oder drei.
> Abends saß er dann zu Hause und zählte die Bohnen aus der linken Tasche. Er zelebrierte diese Minuten. So führte er sich vor Augen, wie viel Schönes ihm an diesem Tag widerfahren war, und freute sich. Und sogar an einem Abend, an dem er bloß eine Bohne zählte, war der Tag gelungen – hatte es sich zu leben gelohnt.
> *(Quelle unbekannt)*

Versuchen Sie bis zur nächsten Woche, für jede positiv erlebte Kleinigkeit eine Bohne von der rechten in die linke Tasche wandern zu lassen. Abends können Sie überlegen, wofür die Bohnen standen und dies in Ihrem Tagebuch notieren.

(3) Stellen Sie sich Ihren Selbstwert als ein Regal mit unterschiedlich gefüllten Fächern vor ...

▶ Gibt es Fächer, in die Sie lange nicht geschaut haben? Füllen Sie die Fächer des Regals auf der folgenden Seite mit Ihren verschiedenen Lebensbereichen aus.

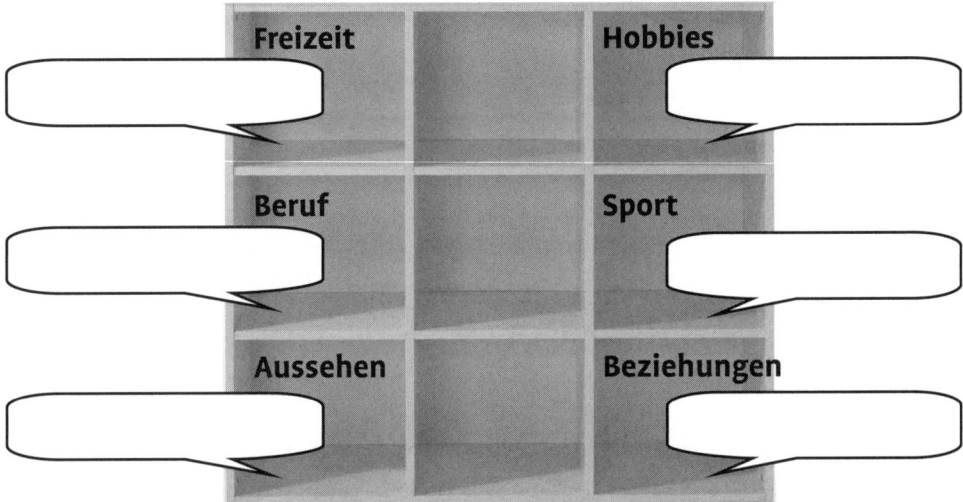

▶ Gibt es Fächer, die Ihnen leer erscheinen? Überlegen Sie, ob es nicht auch eine andere Sichtweise geben könnte.

Beispiel

»Das Fach ›Beruf‹ ist bei mir ziemlich leer. Ich habe nur eine Aushilfstätigkeit und verdiene sehr wenig.«

Bezogen auf Ihr Regal: Welches Fach erscheint Ihnen besonders leer?

_____
_____
_____

> **Beispiel**
>
> Was wäre eine hilfreichere/ausgewogenere Sichtweise?
> »Mein Job macht mich nicht reich, aber ich bekomme sehr viel zwischenmenschliche Anerkennung und habe Freude daran.«

Bezogen auf Ihr Regal:
_____
_____
_____

Wenn Sie das Gefühl haben, dass es ein Fach gibt, das früher voll war, es jetzt aber nicht mehr ist – haben Sie eine Idee, wie Sie beginnen könnten, es wieder zu füllen, und was genau Sie dafür tun wollen?

> **Beispiel**
>
> »Früher bin ich gerne laufen gegangen. Alleine kann ich mich derzeit nicht aufraffen. Ich werde mich gleich morgen erkundigen, ob es in unserem Sportverein eine Lauf- oder Walkinggruppe für Wiedereinsteiger gibt, der ich mich anschließen kann.«

Was ich (wieder) beginnen möchte:
_____
_____
_____

(4) Vermeiden Sie unfaire Vergleiche
Achten Sie auf Situationen, in denen Sie Vergleiche anstellen, bei denen Sie nur schlecht abschneiden können.

> **Beispiel**
>
> »Im Vergleich mit meinem Bekannten XY bin ich sportlich eine komplette Niete. Es wäre mir peinlich, mit ihm zusammen Sport zu machen.«

NB 4 Modul 4 – Selbstwert

Ihr unfairer Vergleich:
___
___

Welche Konsequenzen hat dieser Vergleich für Ihr Fühlen und Handeln?

> **Beispiel**
> »Ich fühle mich unfähig und schäme mich vor meinem Bekannten. Sein Angebot, mit ihm zusammen zu trainieren, werde ich auf keinen Fall annehmen.«

Bezogen auf Ihren Vergleich:
___
___

Gab es Anzeichen dafür, dass es sich um einen unfairen Vergleich handelte?

> **Beispiel**
> »Mein Bekannter trainiert schon viel länger als ich und nimmt sich außerdem mehr Zeit und kann deshalb regelmäßiger trainieren.«

Warum könnte Ihr Vergleich unfair sein?
___
___

Können Sie sich einen Vergleich vorstellen, bei dem Sie besser abschneiden würden?

> **Beispiel**
> »Meine Freundin YZ hat zur selben Zeit wie ich angefangen, diesen Sport zu betreiben. Es gibt Übungen, bei denen ich besser bin und solche, die ihr mehr liegen.«

NB 4 Modul 4 – Selbstwert

Ihr Vergleich:
___
___
___

Welche Konsequenzen hat dieser alternative Vergleich für Ihr Fühlen und Handeln?

> **Beispiel**
>
> »Ich fühle mich bestärkt und sehe die Fortschritte, die ich und meine Freundin machen. Ich werde gerne häufiger mit ihr zusammen trainieren.«

Bezogen auf Ihren Vergleich:
___
___
___
___
___
___

Weitere Umsetzung

Falls Sie die folgenden Aufgaben nicht auf Anhieb umsetzen, ist das in Ordnung. Sie können sie sich auch für später, z. B. nach Beendigung des D-MKTs, aufheben.

(1) Gibt es z. B. etwas, das Sie schon immer mal ausprobieren wollten?
Versuchen Sie, Ihren Selbstwert zu steigern indem Sie die Fächer des Regals weiter füllen:

> **Beispiel**
>
> »Am Sonntagnachmittag habe ich immer viel Zeit. Letztens las ich in der Lokalzeitung, dass das örtliche Tierheim Menschen sucht, die mit Hunden Zeit verbringen wollen. Da ich

> Hunde liebe, werde ich den Sonntag von nun an mit »Gassi gehen« verbringen. Daran habe ich Freude, ich fülle das Fach ›Freizeit‹ mehr aus und gleichzeitig tue ich etwas Gutes.«

Was möchten Sie ausprobieren?
_____
_____
_____

(2) Perfektion – ein überhöhter Anspruch? Erfahrung mit kleinen Fehlern.
Machen Sie bewusst einen kleinen Fehler und vergleichen Sie die befürchteten mit den tatsächlich eingetretenen Konsequenzen.

Beispiel

> »Ich gehe mit einem schlecht gebundenen Schlips zur Arbeit.«

Was möchte Sie ausprobieren?
_____
_____
_____

Beispiel

Befürchtete Konsequenz:
> »Jeder bemerkt meinen Fehler. Ich werde schallend ausgelacht, der Chef rüffelt mich (›Sie sind doch kein Kind mehr!‹).«

Was befürchten Sie?
_____
_____
_____

NB 4 Modul 4 – Selbstwert

Beispiel

Tatsächliche Konsequenz:
»Keiner der Kollegen nahm Notiz, eine ältere Kollegin lächelte und meinte, dass ich sie manchmal an ihren Mann erinnern würde.«

Welche Erfahrung haben Sie gemacht?
_____
_____
_____

Übersicht

Zusammenfassung der Lernziele
- Selbstwert ist der Wert, den wir uns selbst zuteilen.
- Versuchen Sie, Ihren Selbstwert in den unterschiedlichen Lebensbereichen zu berücksichtigen (Beruf, Freizeit, Beziehungen etc.) und zu stärken!
- Machen Sie sich auf die Suche nach vergessenen Stärken und trainieren Sie eine ausgewogene Selbstwahrnehmung, indem Sie z. B. ein Freude-Tagebuch führen.
- Wenn Sie sich mit anderen vergleichen, versuchen Sie fair zu bleiben! Treten Sie nicht gegen Stars (oder perfekt anmutende Bekannte) an.

NB 4 | Modul 4 – Selbstwert

Notizen

Raum für offene Fragen, Probleme die aufgetaucht sind oder Erfahrungen, über die Sie in der nächsten Sitzung berichten möchten:

_____
_____
_____
_____
_____
_____

Andere Notizen:

_____
_____
_____
_____
_____
_____

Warum beschäftigen wir uns mit »Denken und Schlussfolgern« bei Depression?
▶ Bei vielen Menschen mit Depressionen zeigen sich Besonderheiten in der Art und Weise, Informationen zu verarbeiten.
▶ Diese depressiven Denkmuster sind häufig nicht an der Realität orientiert oder sehr einseitig (z. B. die Ursachen von Misserfolgen immer nur bei sich selbst zu suchen).
▶ Wir sprechen hier auch von »Denkverzerrungen«, die zur Entstehung oder Aufrechterhaltung von Depressionen beitragen können.

Denkverzerrung 1: »Über- oder Untertreibung«

»Über- oder Untertreibung« – Was ist damit noch mal gemeint?
▶ Übertreiben von Ausmaß und Folgenschwere eigener Fehler und Probleme
▶ eigene Fähigkeiten werden übersehen oder als unwichtig betrachtet

Achten Sie in der nächsten Woche auf Situationen, in denen Sie zu Über- oder Untertreibungen neigen und beschreiben Sie eine dieser Situationen beispielhaft auf den folgenden Seiten. Die bereits ausgefüllten Beispiele sollen dabei eine Anregung sein:

(1) Übertreibung

> **Beispiel**
>
> Sie haben sich auf dem Weg zu einem Freund, den Sie noch nie vorher besucht haben, verfahren und mussten nach dem Weg fragen, obwohl Sie eine Straßenkarte dabei hatten. Sie denken sich:
> *»Ich bin unfähig, Straßenkarten zu lesen und habe keinerlei Orientierungssinn. Ohne Hilfe bin ich aufgeschmissen.«*

Kennen Sie das? Gibt es Situationen, in denen Sie das Ausmaß von Problemen oder Fehlern übertrieben haben?

_____
_____
_____
_____
_____
_____

| NB 5 | Modul 5 – Denken und Schlussfolgern 3 |

Welche Konsequenzen haben diese Gedanken, d.h. wie wirken sie sich – auch langfristig – auf Ihre Gefühle und Ihr Verhalten aus?

Beispiel

»Ich fühle mich unfähig, bin ärgerlich auf mich selbst und schlechter Laune, wenn ich bei meinem Freund ankomme. In Zukunft werde ich viel unsicherer sein, wenn ich alleine mit dem Auto unterwegs bin.«

Bezogen auf Ihre Situation:
___
___
___

Welche Hinweise gab es, dass es sich um eine Übertreibung handelte?

Beispiel

»Die Fahrt verlief ohne Zwischenfälle und Probleme, bis auf die einmalige Frage nach dem Weg.«

Gab es in Ihrer Situation Hinweise darauf, dass Ihre Bewertung eine Übertreibung war?
___
___
___

Können Sie sich eine hilfreichere Einschätzung vorstellen?

Beispiel

»Es hat ziemlich lange gedauert, weil ich Schwierigkeiten beim Lesen der Straßenkarte hatte. Gut, dass ich jemanden um Hilfe gebeten habe, der sich hier auskennt. Andere verfahren sich auch – nicht umsonst haben viele Leute mittlerweile Navigationsgeräte.«

Bezogen auf Ihre Situation: Können Sie sich eine hilfreichere Einschätzung vorstellen?

_____
_____
_____

Was würden Sie einem Freund in der gleichen Situation sagen (Perspektivwechsel)?

_____
_____
_____

(2) Untertreibung:

Beispiel

Sie haben einem Freund geholfen, am Hinterrad seines Fahrrads einen neuen Reifen aufzuziehen. Er bewundert Sie für diese Fähigkeit, Sie aber denken:
»Das kann jeder. Das ist bedeutungslos.«

Kennen Sie das? Erinnern Sie eine Situation, in der Sie eine Ihrer Fähigkeiten als unwichtig angesehen haben?

_____
_____
_____

Welche Konsequenzen haben diese Gedanken, d. h. wie wirken sie sich auf Ihre Gefühle und Ihr Verhalten aus?

Beispiel

»Mein Selbstbewusstsein bleibt niedrig. Ich kann mich über das Kompliment nicht freuen und es nicht für die Zukunft nutzen, da ich selbst nicht glauben kann, dass es wahr ist.«

| NB 5 | Modul 5 – Denken und Schlussfolgern 3 |

Bezogen auf Ihre Situation: Welche Konsequenzen haben die Gedanken?

_____
_____
_____

Welche Hinweise gab es dafür, dass es sich um eine Untertreibung handelte?

> **Beispiel**
>
> »Ich habe schon häufig gesagt bekommen, dass ich geschickt beim Fahrradreparieren bin und habe mir eigenständig viel Wissen über diese Thematik angeeignet. Ich habe schon häufig beobachtet, dass Menschen sich weniger geschickt anstellten.«

Gab es in Ihrer Situation Hinweise darauf, dass Ihre Bewertung eine Untertreibung war?

_____
_____
_____
_____
_____
_____

Können Sie sich eine hilfreichere/realistischere Einschätzung vorstellen?

> **Beispiel**
>
> »Fahrradflicken kann ich gut. Da benötige ich keine Hilfe, sondern kann anderen sogar meine Hilfe anbieten. Gerade Hinterreifen sind oft knifflig.«

Bezogen auf Ihre Situation: Was könnte ein hilfreicher alternativer Gedanke sein?

_____
_____
_____

Denkverzerrung 2: Zuschreibungsstil

Zuschreibungsstil – Was ist damit nochmal gemeint?
- Zuschreibungen = eigene Erklärung für das Zustandekommen von Situationen (z. B. Schuldzuweisungen)
- Oft übersehen wir, dass ein und dasselbe Ereignis ganz unterschiedliche Ursachen haben kann. Darüber hinaus sind meist mehrere Faktoren gleichzeitig beteiligt. Dennoch bevorzugen viele Menschen einseitige Erklärungen.

Beispiel für Zuschreibung:
- Ein Freund erscheint nicht zu einer Verabredung (und Sie können ihn telefonisch nicht erreichen).

Zuschreibungsmöglichkeiten ...

Selbst	→	»Ich bin ihm nicht wichtig.«
Andere	→	»Er ist vergesslich.«
Situation oder Zufall	→	»Sein Auto hat eine Panne.«

→ **alles einseitige Erklärungen!!!**

Was hat das mit Depression zu tun?
Viele Menschen mit Depression neigen dazu, komplexe Ereignisse einseitig zu bewerten und auf allgemeine Ursachen zurückzuführen.
- Misserfolge werden dabei häufig der eigenen Person (selbst) zugeschrieben (»sich selbst den Schuh anziehen«).
- Erfolge werden eher günstigen Umständen / Glück (anderen) zugeschrieben als sich selbst oder nicht gewürdigt (»kann jeder«).

Dieser Zuschreibungsstil ist nicht besonders realitätsnah und kann zudem das Selbstwertgefühl schwächen und auch ungünstige Verhaltensweisen fördern!

Können Sie sich in dieser Art der Ursachenfindung wiederfinden?

Achten Sie auf Situationen im Alltag, in denen Ihnen so etwas passiert. Vermeiden Sie allgemeine Ursachenzuschreibung:
- Betrachten Sie verschiedene mögliche Ursachen für eine Situation (v. a. ich / andere / Umstände)! Beginnen Sie bei negativen Ereignissen mit den »Umständen« und bei positiven mit »sich selbst«!

NB 5   Modul 5 – Denken und Schlussfolgern 3

▶ Versuchen Sie sich in »Perspektivübernahme« (Was würden Sie denken, wenn einer anderen Person etwas Ähnliches passiert?).
▶ Überlegen Sie, wie der Zuschreibungsstil das Verhalten beeinflusst und was langfristig die Konsequenzen sind.

Die bereits ausgefüllten Beispiele sollen dabei wieder eine Anregung sein:

(1) Negatives Ereignis:

> **Beispiel**
>
> Eine Freundin ist von Ihrem spontanen Besuch unangenehm überrascht.
>
> **Einseitige Zuschreibung:**
> »Ich störe mit meiner Gegenwart und bin ihr eine Last.«

Ihre eigene Situation:
_____
_____
_____

Einseitige Zuschreibung:
_____
_____
_____

Welche Konsequenzen – auch langfristig – hat diese Art der Zuschreibung auf Ihre Gefühle und Ihr Verhalten?

> **Beispiel**
>
> »Ich fühle mich zurückgewiesen. Ich ziehe mich von der Freundin und auch anderen Bekanntem zurück. Ich habe weniger soziale Kontakte und positive Erfahrungen bleiben aus.«

Bezogen auf Ihr Beispiel: Welche Konsequenzen hat diese Art der Zuschreibung?
_____
_____
_____

Ausgewogene Zuschreibung – man selbst, die andere Person und die Umstände haben zu der Situation beigetragen:

Beispiel

»Ich habe sie wohl überrumpelt. Vielleicht hat sie momentan auch viel um die Ohren oder es war einfach der falsche Zeitpunkt.«

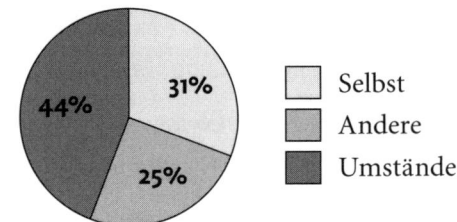

Bezogen auf Ihr Beispiel:
_____
_____
_____

Wie viel Anteil hatten diese Aspekte jeweils?
Gab es vielleicht auch mehr als einen Umstand oder mehr als eine beteiligte Person?
Sie können das veranschaulichen, indem Sie aus dem nebenstehenden Kreis ebenfalls ein Tortendiagramm erstellen.

Welche Konsequenzen – auch langfristig – hat die ausgewogene Art der Zuschreibung auf das Verhalten?

> **Beispiel**
>
> »Ich fühle mich nicht zurückgewiesen und suche weiter Kontakt zu ihr. Ich frage sie, wann es besser passt. Meine sozialen Kontakte bleiben erhalten. Ich mache positive Erfahrungen.«

Bezogen auf Ihre Situation: Welche Konsequenzen hat diese Art der Zuschreibung?

_____
_____
_____

(2) Positives Ereignis

> **Beispiel**
>
> Sie haben für Ihre Freunde gekocht und alle sind von Ihren Kochkünsten begeistert.
>
> **Einseitige Zuschreibung:**
> »Das liegt nur an dem Rezept.«

Ihre eigene Situation:

_____
_____
_____

Einseitige Zuschreibung:

_____
_____
_____

Welche Konsequenzen – auch langfristig – hat diese Art der Zuschreibung auf das Verhalten?

> **Beispiel**
>
> »Mein Selbstbewusstsein wird nicht gestärkt. Ich kann mich über die Anerkennung nicht freuen. Ich fühle mich nicht ermutigt, wieder für meine Freunde zu kochen oder mich diesem Hobby stärker zu widmen.«

Bezogen auf Ihre Situation:
_____
_____
_____

Ausgewogene Zuschreibung – man selbst, die andere Person und die Umstände haben zu der Situation beigetragen:

> **Beispiel**
>
> »Ich habe mir Mühe gegeben und das Rezept vorher ausprobiert. XY hat mir bei den Vorbereitungen geholfen und die Rezepte sind leicht verständlich geschrieben.«

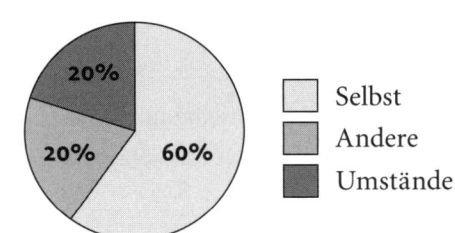

Bezogen auf Ihre Situation:
_____
_____
_____

| NB 5 | Modul 5 – Denken und Schlussfolgern 3 | 10/11 |

Wie viel Anteil hatten diese Aspekte jeweils?
Gab es vielleicht auch mehr als einen Umstand oder mehr als eine beteiligte Person?
Sie können das veranschaulichen, indem Sie aus dem nebenstehenden Kreis ein Tortendiagramm erstellen.

Welche Konsequenzen – auch langfristig – hat die ausgewogene Art der Zuschreibung auf das Verhalten?

Beispiel

»Mein Selbstbewusstsein wird erhöht und ich bin guter Stimmung. Ich habe große Lust, bald wieder für meine Freunde zu kochen.«

Bezogen auf Ihre Situation: Welche Konsequenzen hat diese Art der Zuschreibung?
_____
_____
_____

Übersicht

Zusammenfassung der Lernziele
▶ Auf Übertreibung bei eigenen Fehlern und Untertreibung bezüglich eigener Fähigkeiten achten!
▶ Einseitige Bewertung oder globale Ursachenzuschreibung im Alltag vermeiden!

| NB 5 | Modul 5 – Denken und Schlussfolgern 3 |

▶ Wir sollten im Alltag bemüht sein, Situationen realistisch zu bewerten: Sie sind nicht immer Schuld, wenn etwas nicht klappt! Durchdenken Sie immer mehrere Möglichkeiten, die am Zustandekommen einer Situation beteiligt sein könnten.
▶ Überlegen Sie, was Sie einer anderen Person in einer ähnlichen Situation raten würden.
▶ Die einseitige Bewertung von Ereignissen kann ungünstige Verhaltensweisen und ein geringes Selbstwertgefühl fördern.
▶ Überlegen Sie die Konsequenzen (Verhalten, Stimmung, Selbstwert) der Ursachenzuschreibung, bevor Sie sich festlegen!

Notizen

Raum für offene Fragen, Probleme, die aufgetaucht sind, oder Erfahrungen, über die Sie in der nächsten Sitzung berichten möchten:

_____
_____
_____
_____
_____
_____

Andere Notizen:

_____
_____
_____
_____
_____
_____

NB 6 — Modul 6 – Verhaltensweisen und Strategien

Warum beschäftigen wir uns mit Verhaltensweisen und Strategien bei Depression?
- Bestimmte Verhaltensweisen (v. a. Grübeln und sozialer Rückzug) fördern eher eine Depression, als dass sie diese vermindern!

Grübeln

- Viele Menschen mit Depressionen berichten über endloses »Grübeln« oder »Brüten«.
- Kennen Sie Grübeleien? Um welche Themen geht es dabei häufig?

_____

_____

_____

- Hilft Ihnen Grübeln dabei …
    - dieses Thema abzuschließen,
    - Probleme in der Zukunft zu vermeiden oder
    - sich von anderen Problemen abzulenken?

_____

_____

_____

Häufig ist das Grübeln nicht hilfreich, insbesondere bei depressivem Grübeln.

Besonderheiten des depressiven Grübelns:

(1) Inhaltlich
Grübeln über …
- das »Warum?« (z. B. Gründe für Erkrankung)
- vergangene, bereits eingetretene Ereignisse
- das Grübeln

(2) Art und Weise
Beim Grübeln …
- ist es schwer, ein Ende zu finden, wir drehen uns im Kreis (sich ausbreitende »Endlosschleifen«)

- besteht die Gefahr der »Betriebsblindheit«
- gibt es selten eine »Lösung« (Unterschied zum Problemlösen)
- folgt selten eine Handlung (Unterschied zum Pläneschmieden)
- ist das Denken oft abstrakt, allgemein und unkonkret

Was hilft gegen Grübeln?

… unterdrücken von negativen Gedanken? – **Nein!**
- Es ist nicht möglich, unangenehme Gedanken aktiv zu unterdrücken.
- Etwas bewusst nicht denken zu wollen, verstärkt diese Gedanken sogar (z. B.: »Denken Sie in der nächsten Minute nicht an einen Elefanten!«).
- Der Effekt ist noch stärker, wenn versucht wird, unangenehme Gedanken wie z. B. Selbstvorwürfe (»Ich bin ein Versager« etc.) aktiv zu unterdrücken.

Folgende Übungen sollen Anregungen für einen hilfreicheren Umgang mit dem Grübeln sein:

(1) Üben Sie bewertungsfreies Wahrnehmen – Suchen Sie Abstand, z. B. indem Sie die Gedanken wahrnehmen, aber nicht bewerten:

Sehen Sie einen Gedanken an, als das, was er ist …
- ein Gedanke! Nicht die Realität!
- ein »Ereignis im Kopf«. Versuchen Sie, den Gedanken zu registrieren, aber nicht zu bewerten.
- Betrachten Sie also das innere Geschehen, ohne einzugreifen oder sich dafür abzuwerten (»Ich Idiot, ich grübele schon wieder«).
- Suchen Sie sich ein geeignetes Bild, um den Gedanken wahrzunehmen, ihn zu beschreiben, aber nicht auf ihn »einzusteigen«.

> **Beispiel**
>
> »Ich stelle mir vor, ich stehe am Bahnhof. Die Gedanken kommen und gehen hier wie Züge, ich sehe, wohin sie fahren – ich steige aber nicht in jeden Zug ein!«

Welches Bild nehmen Sie zur Hilfe?

_____

_____

_____

(2) Verbinden Sie das bewertungsfreie Wahrnehmen mit einer dreiminütigen Atemübung:

Versuchen Sie regelmäßig kurze Atemübungen (ähnlich der Atemübung in der D-MKT-Trainingssitzung) einzubauen:

- Setzen Sie sich dafür in eine aufrechte Position und lenken Sie Ihre Aufmerksamkeit auf Ihren Atem.
- Beobachten Sie, wie der Atem durch die Nase ein- und ausströmt. Gedanken und Empfindungen nehmen Sie wahr, bewerten diese aber nicht.
- Weiten Sie zunehmend die Aufmerksamkeit aus und spüren Sie den Atem im ganzen Körper.

Umsetzung in den Alltag: Wann möchten Sie die Atemübung konkret durchführen?

> **Beispiel**
> »Ich werde die Übung jeden Morgen nach dem Frühstück durchführen.«

Wann möchten Sie Ihre Atemübung einplanen?

_____

_____

_____

Sozialer Rückzug

In depressiven Phasen …
- kann der Kontakt mit anderen Menschen anstrengend sein.
- fühlen sich Betroffene oft unverstanden von anderen Menschen (»Die haben es gut, deren Probleme möchte ich haben«).
- ist der Antrieb, etwas zu unternehmen, verringert.
- ist das Interesse an anderen Menschen (und ihren Problemen) häufig vermindert.

Es ist verständlich, sich in solchen Phasen zurückziehen zu wollen

… aber ist es auch hilfreich? – **Nein!**
- Rückzug führt zu einem Teufelskreis.

Teufelskreis

»Ich kann mich zu nichts aufraffen«

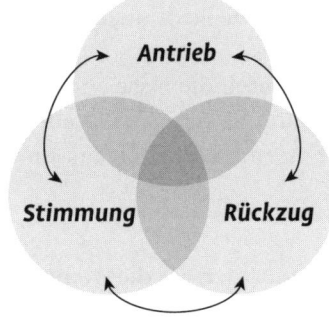

»Meine Stimmung wird immer gedrückter und niedergeschlagener«

»Ich ziehe mich immer mehr von anderen zurück und unternehme wenig«

▸ Gerade in depressiven Phasen ist es wichtig, den Kontakt zu wichtigen anderen Menschen aufrechtzuerhalten und weiter Aktivitäten zu unternehmen (kleine Schritte).
▸ Versuchen Sie, diesen Teufelskreis zu durchbrechen!

Was kann in depressiven Phasen helfen, den Teufelskreis aus Rückzug, Antriebslosigkeit und schlechter Stimmung zu durchbrechen?

Aller Anfang ist schwer!
▸ **Aber:** Überwinden Sie sich, machen Sie einen kleinen Schritt nach vorne!
▸ **Wichtig:** Planen Sie machbare Aktivitäten!

> **Beispiel**
>
> Sie hatten sich vorgenommen, bei schönem Wetter einen Spaziergang zu machen, konnten sich aber nicht dazu aufraffen? Machen Sie einen ersten Schritt, indem Sie sich an das geöffnete Fenster stellen und die frische Luft und die Wärme der Sonne auf sich wirken lassen.

NB 6 | Modul 6 – Verhaltensweisen und Strategien

Welche langfristige Aktivität haben Sie sich vorgenommen?
___

Was könnte ein erster Schritt nach vorne sein, und wann werden Sie ihn konkret durchführen?
___

Erledigen Sie regelmäßig Pflichten ...
... aber tun Sie auch Dinge, die Ihnen Freude bereiten. Achten Sie auf eine Balance!

Beispiel

»Heute werde ich den Einkauf erledigen, das ist wichtig, aber danach gehe ich in mein Lieblingscafé und trinke in Ruhe einen Milchkaffee.«

Ihr eigenes Beispiel:
___

Setzen Sie der Tendenz zum Rückzug, der Antriebslosigkeit und schlechten Stimmung etwas entgegen:
▶ Sammeln Sie möglichst viele konkrete Verhaltensweisen (kleine Schritte) und legen Sie auch fest, wann Sie sie genau durchführen möchten.

Beispiel	Beschreibung Was genau, wann, wie, mit wem?
Frische Luft und Sonne tanken	»Mit einer Tasse Tee auf meinen Balkon setzen und bewusst die Sonne genießen. Das werde ich morgen Nachmittag das erste Mal machen, denn das Wetter soll schön bleiben.«

Modul 6 – Verhaltensweisen und Strategien

> **Übersicht**
>
> **Zusammenfassung der Lernziele**
> - Bestimmte Verhaltensweisen (v. a. Rückzug) fördern eher Depression, als dass sie diese vermindern!
> - Grübeln hilft nicht beim Lösen von Problemen, sondern verstärkt eher die negativen Gedanken und Gefühle.
> - Der Versuch, die Grübelgedanken zu unterdrücken, fördert aufdringliche Gedanken und ist daher nicht hilfreich.
> - **Stattdessen:** Üben Sie das bewertungsfreie Wahrnehmen (Atemübung, auch Entspannungsübungen, Yoga etc.).
> - Gerade in depressiven Phasen ist es wichtig, den Kontakt zu wichtigen anderen Menschen aufrechtzuerhalten und weiter Aktivitäten zu unternehmen (kleine Schritte).

Notizen

Raum für offene Fragen, Probleme, die aufgetaucht sind, oder Erfahrungen, über die Sie in der nächsten Sitzung berichten möchten:

_____
_____
_____
_____
_____
_____

Andere Notizen:

_____
_____
_____
_____
_____
_____

Warum beschäftigen wir uns mit »Denken und Schlussfolgern« bei Depression?
▸ Bei vielen Menschen mit Depressionen zeigen sich Besonderheiten in der Art und Weise, Informationen zu verarbeiten.
▸ Diese depressiven Denkmuster sind häufig nicht an der Realität orientiert oder sehr einseitig (z. B. Situationen voreilig negativ zu interpretieren).
▸ Wir sprechen hier auch von »Denkverzerrungen«, die zur Entstehung oder Aufrechterhaltung von Depressionen beitragen können.

Denkverzerrung: »Voreiliges Schlussfolgern«

»Voreiliges Schlussfolgern« – Was ist damit noch mal gemeint?
▸ Dinge negativ zu interpretieren, obwohl es keine eindeutigen Fakten gibt, die diese Schlussfolgerung stützen.
▸ Depressionstypische Strategien sind dabei die Versuche, negative Gedanken anderer zu lesen und die Zukunft vorherzusagen.

Negative Gedanken anderer lesen

… oder auch: »Von sich auf andere schließen«
▸ Hineinlesen oder Unterstellen von negativen Gedanken bei anderen
▸ denken, dass sich jemand ablehnend verhält, ohne dies zu überprüfen

Vorsicht: Es besteht ein Unterschied zwischen meiner Selbstsicht und der Art, wie andere mich sehen!
▸ Wenn ich mich für wertlos, hässlich etc. halte, müssen andere das noch lange nicht genauso sehen.

Ist es hilfreich zu versuchen, die Gedanken anderer Menschen zu lesen?
Gewinn?
▸ Wenn wir richtig liegen, können wir unser Verhalten ggf. anpassen (z. B. uns von »Feinden« fernhalten).

Gefahr?
▸ Wenn wir falsch liegen, machen wir uns möglicherweise unnötig Sorgen.

NB 7   Modul 7 – Denken und Schlussfolgern 4

Kann ich wissen, was jemand anderes denkt?
▶ Was spricht dafür und was spricht dagegen?
– Wenn ich jemanden gut kenne, ist die Wahrscheinlichkeit höher. Ich kann aber nie zu 100 % wissen, was jemand denkt.

Achten Sie in der nächsten Woche auf Situationen, in denen Sie die negativen Gedanken anderer lesen, und beschreiben Sie eine dieser Situationen beispielhaft auf den folgenden Seiten. Das bereits ausgefüllte Beispiel ist dabei als Anregung gedacht:

> **Beispiel**
>
> »Bei einer Besprechung habe ich meine eigene Arbeit stockend vorgestellt. Es trifft mich ein Blick meiner Chefin.«
>
> **Negative Gedanken anderer lesen:**
> »Meine Chefin denkt bestimmt, ich sei nicht gut vorbereitet!«

Ihre Situation:
_____
_____
_____

Negative Gedanken anderer lesen:
_____
_____
_____

Welche Konsequenzen hatte diese Sichtweise, also wie beeinflusste sie Ihre Gefühle und Ihr Handeln?

> **Beispiel**
>
> »Ich fühle mich unfähig und befürchte eine negative Rückmeldung. Mein Selbstvertrauen ist im Keller. Ich werde nicht so bald wieder eine eigene Arbeit vorstellen.«

Bezogen auf Ihre Situation: Welche Konsequenzen hatte diese Sichtweise?
_____
_____
_____

Können Sie mit hundertprozentiger Sicherheit wissen, ob Sie mit Ihrer Interpretation richtig liegen?

Nein! Daher: Was gibt es noch für Interpretationsmöglichkeiten?

> **Beispiel**
>
> »Ich kann nicht wissen, was meine Chefin denkt. Vielleicht denkt sie, ich sei nicht gut vorbereitet; vielleicht findet sie meinen Bericht auch okay; vielleicht ist sie in Gedanken auch gerade bei ihrer Familie oder einem anderen Projekt!«

Bezogen auf Ihre Situation – was könnte eine hilfreiche alternative Sichtweise sein?
_____
_____
_____

Welche Konsequenzen hat diese alternative Interpretation für Ihr Fühlen und Handeln?

> **Beispiel**
>
> »Ich warte erst einmal gelassen die Rückmeldung meiner Chefin ab. Da ich mir selbst wünsche, meine Arbeit flüssiger vorzutragen, werde ich mir das nächste Mal Stichworte überlegen.«

Bezogen auf Ihre Situation: Welche Konsequenzen hatte diese Sichtweise?
_____
_____
_____

Die Zukunft voraussagen

Was ist damit noch mal gemeint?
▶ Erwarten, dass Dinge schlecht ausgehen – »düstere« Vorhersagen treffen oder Katastrophen vorhersagen (»worst case scenario«).

Sie können sich damit in einen Zustand steigern, der Ihre negative Erwartung tatsächlich wahr werden lässt (sich selbst erfüllende Prophezeiung).
Hinterher sagen Sie vielleicht, dass Sie ja gleich gewusst hätten, dass das negative Ereignis eintritt (Bestätigungstendenz).

Achten Sie in der nächsten Woche auf Situationen, in denen Sie vorschnell Katastrophen voraussagen, und beschreiben Sie eine dieser Situationen beispielhaft auf den folgenden Seiten. Das bereits ausgefüllte Beispiel ist als Anregung gedacht:

> **Beispiel**
>
> »Ich möchte meinem Bruder zur Hochzeit mit einem ganz besonderen Geschenk eine große Freude machen.«
>
> **Negative Voraussage:**
> »Gute Geschenke kosten viel Geld, ich habe zu wenig Geld, um ihm eine wirkliche Freude zu machen. Ich werde kein gutes Geschenk haben und ihn enttäuschen.«

Ihre Situation:
_____
_____
_____

Ihre negative Voraussage:
_____
_____
_____

| NB 7 | Modul 7 – Denken und Schlussfolgern 4 |

Wie wirkt sich dieser Gedanke auf Ihre Gefühle und Ihr Verhalten aus und welche langfristigen Konsequenzen könnte der Gedanke haben?

> **Beispiel**
>
> **Verhalten:**
> »Ich werde nervös, mir fallen nur Geschenke ein, die ich mir nicht leisten kann. Ich bin sicher, dass ich ihn enttäuschen werde und verliere meinen Mut. Ich beschließe, ohne ein passendes Geschenk, gar nicht zur Hochzeit zu gehen.«
>
> **Langfristige Konsequenzen:**
> »Die Hochzeit rückt immer näher heran. Ich ziehe mich von meinem Bruder zurück, kann mich nicht richtig mit ihm freuen und beteilige mich nur halbherzig an den Vorbereitungen. Mein Bruder reagiert irritiert und ist traurig über mein Nichterscheinen bei der Hochzeit.«

Bezogen auf Ihre Situation: Was ist Ihr Verhalten?
_____
_____

Bezogen auf Ihre Situation: Was sind die Konsequenzen?
_____
_____

Welche Vorhersage wäre in dieser Situation hilfreicher?

> **Beispiel**
>
> »Ich werde ein gutes Geschenk finden. Das ist nicht einfach. Aber es muss nicht immer teuer sein. Vielleicht kann ich ihm auch mit einem persönlichen Beitrag (z. B. für die Hochzeitszeitung) eine große Freude machen. Er weiß, dass ich nicht viel Geld zur Verfügung habe.«

Welche Vorhersage wäre in Ihre Situation hilfreicher?
_____
_____

Wie wirkt sich diese alternative Vorhersage auf Ihr Verhalten aus und welche langfristigen Konsequenzen könnte sie haben?

Beispiel

Verhalten:
»Ich bin etwas angespannt, da ich meinem Bruder immer noch etwas Besonderes schenken will. Aber ich werde offener für Ideen, mit denen ich ihm auch mit wenig Geld eine Freude machen kann.«

Langfristige Konsequenzen:
»Ich finde ein Geschenk. Ich bin damit zufrieden und glaube meinem Bruder damit eine Freude zu machen. Ich gehe zur Hochzeit und freue mich mit ihm.«

Bezogen auf Ihre Situation: Was ist Ihr Verhalten?
_____
_____

Bezogen auf Ihre Situation: Was wären die Konsequenzen?
_____
_____

Übersicht

Zusammenfassung der Lernziele
- Achten Sie auf voreiliges Schlussfolgern (negative Gedanken anderer lesen, Zukunft vorhersagen) im Alltag.
- Bedenken Sie, schnelle Entscheidungen führen häufig zu Fehlern (Gemälde und die Bildgeschichte in der Sitzung dienten der Veranschaulichung).
- Es sollten mehr Informationen gesammelt werden und andere Erklärungsmöglichkeiten, z. B. statt negativer auch positive und neutrale Gedanken anderer, erwogen werden.
- Wenn Sie eine Katastrophe vorhersagen, versuchen Sie, Alternativen zu finden.

Notizen

Raum für offene Fragen, Probleme, die aufgetaucht sind, oder Erfahrungen, über die Sie in der nächsten Sitzung berichten möchten:

_____
_____
_____
_____
_____
_____

Andere Notizen

_____
_____
_____
_____
_____

Modul 8 – Wahrnehmen von Gefühlen

Warum beschäftigen wir uns mit dem Wahrnehmen von Gefühlen bei Depression?
Studien zeigen, dass Menschen mit Depressionen häufig …
- Probleme damit haben, den Gefühlsausdruck anderer Menschen einzuschätzen und
- z. B. dazu neigen, neutrale Gesichtsausdrücke als traurig oder ablehnend zu beurteilen.

Wahrnehmen von Gefühlssignalen

> **Beispiel**
> Eine Person fasst sich an die Schläfe.

Welche Gründe kann es Ihrer Meinung nach dafür geben?
_____
_____
_____

Was hilft bei der Beantwortung?
- Vorwissen über die Person → leidet Person unter Migräne?
- Umgebung / Situation → hat Person gerade die »Nacht zum Tag« gemacht? (daher vielleicht Müdigkeit)
- Selbstbeobachtung → Wann fasse ich mir selbst an die Schläfe? (Aber Vorsicht: Man kann nicht immer von sich auf andere schließen!)
- Gesichtsausdruck (Mimik) → blickt Person müde, nachdenklich, leidend etc.?

Schwieriger wird es, wenn man weder die Person kennt noch andere Anhaltspunkte besitzt
- Gesichtsausdrücke und Gesten können, wie gesehen, nicht immer eindeutig interpretiert werden!
- Einige Menschen haben von Natur aus krankheits- (z. B. Parkinson) oder substanzbedingt (z. B. Botox, Antipsychotika) eine nur schwach ausgeprägte Mimik, die nicht zweifelsfrei auf die Gefühlswelt schließen lässt.
- Weitere Informationen (Situation, Vorwissen über die Person, direkte Nachfrage) sollten hinzugezogen werden, bevor Gesichtsausdrücke und Gesten sicher interpretiert werden können.

Modul 8 – Wahrnehmen von Gefühlen

Im Folgenden werden verschiedene Mimik-Ausschnitte aufgeführt, die uns im Alltag begegnen können. Sammeln Sie Ihre spontanen sowie weitere Interpretationsmöglichkeiten. Das schon ausgefüllte Beispiel ist als Anregung gedacht.

Wofür könnten die folgenden Mimik-Ausschnitte Anzeichen sein?

Mimik-Ausschnitt	Spontane Interpretation	1. weitere Möglichkeit	2. weitere Möglichkeit
Gerunzelte Stirn	Ärger	Irritation	Konzentration
Zusammengepresste Lippen			
Glasiger Blick			
Senkrechte Stirnfalte			
Gerümpfte Nase			
Herabgezogene Mundwinkel			
Nach unten gewandter Blick			

Sie merken, oft sind viele unterschiedliche Interpretationen möglich! Um zu einer »treffsicheren« Interpretation zu gelangen, brauchen wir mehr Information.

Wenn Sie in einer Situation mit einem bestimmten Mimik-Ausdruck konfrontiert sind, sich aber unsicher sind, was er bedeutet, was können Sie tun, um mehr Sicherheit zu erhalten?

_____
_____
_____

Wozu sind Gefühle eigentlich gut?

(1) Gefühle dienen der Kommunikation
▶ Gefühle zeigen sich im Gesichtsausdruck. So vermitteln sie Informationen schneller als Worte. Manchmal sogar, bevor wir etwas bewusst erkannt haben (»Irgendetwas ist komisch«, »Bauchgefühl«).

Können Sie sich an Situationen erinnern, in denen Ihnen Gefühle in der Kommunikation geholfen haben?

_____
_____
_____

(2) Gefühle bereiten Verhalten vor
- ▶ Sie bringen uns dazu, in wichtigen Situationen rasch und ohne zu überlegen zu handeln.
- ▶ Sie führen zu wichtigen körperlichen Veränderungen, z. B. bei Angst erhöht sich unsere Herztätigkeit, um uns beispielsweise auf Flucht (d. h. Laufen) vorzubereiten.

Können Sie sich an eine Situation erinnern, in der Ihnen ein Gefühl schnelles Handeln ermöglicht hat?

_____
_____
_____

(3) Gefühle sorgen dafür, dass wir uns lebendig fühlen! Ohne negative Gefühle gibt es auch keine positiven!

Spiegeln Gefühle immer die Wirklichkeit wider?

- ▶ **Nein**, Gefühle müssen nicht immer »stimmen«!
  - Wenn ich mich wertlos fühle, heißt das nicht, dass ich wertlos bin!
  - Manchmal sind Gefühle also auch ein schlechter Ratgeber!
  - Oft neigen Menschen mit Depressionen zu »Emotionaler Beweisführung«, d. h. sie nehmen an, dass negative Gefühle genau das ausdrücken, was wirklich geschieht (»Ich bin gekränkt – also musst du mich beleidigt haben!«).
- ▶ Studien zeigen, dass die eigene Stimmungslage beeinflusst, wie wir z. B. Gesichtsausdrücke und Gesten interpretieren!
- ▶ Bei depressiver Stimmung werden dabei oft zusätzlich ablehnende Gedanken beim Gegenüber angenommen (siehe Denkverzerrung »negative Gedanken anderer lesen«).
- ▶ Gefühlssignale werden also nicht durch eine rosa-rote, sondern vielmehr durch eine graue Brille interpretiert.

Versuchen Sie, sich an Situationen zu erinnern, in denen Ihre eigene Stimmung möglicherweise die Bewertung Ihres Gegenübers beeinflusst hat. Überlegen Sie auch, wie die Bewertung ausgesehen hätte, wenn Sie in einer anderen Stimmung gewesen wären. Das schon ausgefüllte Beispiel ist als Anregung gedacht.

Situation	Eigene Stimmung	Bewertung	Mögliche alternative Stimmung	Entsprechende neue Bewertung
»Mein Sitznachbar in der Bahn lächelt mich an.«	»niedergeschlagen«	»Er ist aufdringlich.«	»fröhlich«	»Sympathisch. Schön, Menschen mit guter Laune zu sehen«

Übersicht

Zusammenfassung der Lernziele
- Verhalten, das mit Gefühlen einhergeht, ist sehr effizient. Es erfüllt viele Funktionen und ist wichtig fürs Überleben.
- Aber Gefühle entsprechen nicht immer den »Tatsachen«: Nur weil ich mich abgelehnt fühle, heißt das nicht, dass ich abgelehnt werde.
- Gesichtsausdruck oder Gestik eines Menschen stellen wichtige Anhaltspunkte für dessen Gefühle dar. Man kann sich aber auch täuschen!
- Um andere Menschen einzuschätzen, sollte man neben dem Gesichtsausdruck auch weitere Informationen einbeziehen (Vorwissen über die Person, aktuelle Situation etc.) oder nachfragen.
- Die eigene Stimmungslage hat großen Einfluss darauf, wie ich meine Umwelt wahrnehme.

NB 8 Modul 8 – Wahrnehmen von Gefühlen

Notizen

Raum für offene Fragen, Probleme, die aufgetaucht sind, oder Erfahrungen, über die Sie in der nächsten Sitzung berichten möchten:

_____
_____
_____
_____
_____
_____

Andere Notizen:

_____
_____
_____
_____
_____

Literaturverzeichnis

Abramson, L. Y., Metalsky, G. I. & Alloy, L. B. (1989). Hopelessness depression: A theory-based subtype of depression. Psychological Review, 96(2), 358–372.

Abramson, L. Y., Seligman, M. E. & Teasdale, J. D. (1978). Learned helplessness in humans: Critique and reformulation. Journal of Abnormal Psychology, 87(1), 49–74.

Allianz Deutschland AG & Rheinisch Westfälisches Instutit für Wirtschaftsforschung e. V. (RWI) (Hrsg.) (2011). Depression – Wie die Krankheit unsere Seele belastet. München: Lohse Druckgesellschaft. Zugriff am 1.9.2014. Verfügbar unter http://www.rwi-essen.de/media/content/pages/publikationen/sonstige/Allianz-Report-Depression.pdf.

Alloy, L. B. & Ahrens, A. H. (1987). Depression and pessimism for the future: Biased use of statistically relevant information in predictions for self versus others. Journal of Personality and Social Psychology, 52(2), 366–378.

Arndt, A., Patzelt, J., Andor, T., Hoyer, J. & Gerlach, A. L. (2011). Psychometrische Gütekriterien des Metakognitionsfragebogens (Kurzversion, MKF-30). Zeitschrift für Klinische Psychologie und Psychotherapie, 40(2), 107–114.

Ball, H. A., McGuffin, P. & Farmer, A. E. (2008). Attributional style and depression. The British Journal of Psychiatry, 192(4), 275–278.

Beblo, T., Sinnamon, G. & Baune, B. T. (2011). Specifying the neuropsychology of affective disorders: Clinical, demographic and neurobiological factors. Neuropsychology Review, 21(4), 337–359.

Beck, A. T., Rush, A. J., Shaw, B. F. & Emery, G. (1979). Cognitive therapy of depression. New York: Guilford.

Beck, A. T., Rush, A. J., Shaw, B. F. & Emery, G. (2010). Kognitive Therapie der Depression (4. Aufl.). Weinheim: Beltz.

Benkert, O., Hautzinger, M. & Graf-Morgenstern, M. (2012). Depressive Störungen. In Psychopharmakologischer Leitfaden für Psychologen und Psychotherapeuten (S. 127–146). Heidelberg: Springer.

Berger, M., Van Calker, D., Brakemeister, E. & Schramm, E. (2012). Affektive Störungen. In M. Berger (Hrsg.), Psychische Erkrankungen – Klinik und Therapie (4. Aufl., S. 421–512). München: Urban & Fischer.

Blaney, P. H. (1986). Affect and memory: A review. Psychological Bulletin, 99(2), 229–246.

Bogdan, R. & Pizzagalli, D. A. (2006). Acute stress reduces reward responsiveness: Implications for depression. Biological Psychiatry, 60(10), 1147–1154.

Bohus, M. & Wolf, M. (2009). Interaktives SkillsTraining für Borderline-Patienten. Manual zur CD-ROM für die therapeutische Arbeit. Stuttgart: Schattauer.

Boivin, M., Hymel, S. & Bukowski, W. M. (1995). The roles of social withdrawal, peer rejection, and victimization by peers in predicting loneliness and depressed mood in childhood. Development and Psychopathology, 7(4), 765–785.

Bouhuys, A. L., Geerts, E. & Gordijn, M. C. (1999). Depressed patients' perceptions of facial emotions in depressed and remitted states are associated with relapse – A longitudinal study. Journal of Nervous & Mental Disease, 187(10), 595–602.

Bundespsychotherapeutenkammer (BPtK) (2010a). BPtK-Studie: Gesundheitsreports der Krankenkassen ausgewertet. BPtK-Newsletter, 1, 4–6. Zugriff am 1.9.2014. Verfügbar unter http://www.bptk.de/fileadmin/user_upload/Publikationen/BPtK-Newsletter/2010/201001/20100300_bptk-newsletter-01-2010.pdf.

Bundespsychotherapeutenkammer (BPtK). (2010b). Nationale Versorgungsleitlinie Depression. BPtK-Spezial. Zugriff am 1.9.2014. Verfügbar unter http://www.bptk.de/fileadmin/user_upload/Themen/Leitlinien/20100500_bptk-spezial-01-2010.pdf.

Busch, M. A., Maske, U. E., Ryl, L., Schlack, R. & Hapke, U. (2013). Prävalenz von depressiver

Symptomatik und diagnostizierter Depression bei Erwachsenen in Deutschland: Ergebnisse der Studie zur Gesundheit Erwachsener in Deutschland (DEGS1). Bundesgesundheitsblatt, Gesundheitsforschung, Gesundheitsschutz, 56(5-6), 733–739.

Cane, D. B. & Gotlib, I. H. (1985). Depression and the effects of positive and negative feedback on expectations, evaluations, and performance. Cognitive Therapy and Research, 9(2), 145–160.

Carver, C. S. (1998). Generalization, adverse events, and development of depressive symptoms. Journal of Personality, 66(4), 607–619.

Carver, C. S. & Ganellen, R. J. (1983). Depression and components of self-punitiveness: High standards, self-criticism, and overgeneralization. Journal of Abnormal Psychology, 92(3), 330–337.

De Diego-Adelino, J., Portella, M. J., Puigdemont, D., Perez-Egea, R., Alvarez, E. & Perez, V. (2010). A short duration of untreated illness (DUI) improves response outcomes in first-depressive episodes. Journal of Affective Disorders, 120(1-3), 221–225.

DeRubeis, R. J., Evans, M. D., Hollon, S. D., Garvey, M. J., Grove, W. M. & Tuason, V. B. (1990). How does cognitive therapy work? Cognitive change and symptom change in cognitive therapy and pharmacotherapy for depression. Journal of Consulting and Clinical Psychology, 58(6), 862–869.

Deutsche Gesellschaft für Psychiatrie, Psychotherapie und Nervenheilkunde (DGPPN). (2001). Behandlungsleitlinie – Affektive Erkrankungen. Praxisleitlinien in Psychiatrie und Psychotherapie, Band 5. Darmstadt: Steinkopff.

DGPPN, BÄK, KBV, AWMF, AkdÄ, BPtK, BApK, DAGSHG, DEGAM, DGPM, DGPs, DGRW (Hrsg.) (2009) für die Leitlinienengruppe Unipolare Depression. S3-Leitlinie/Nationale VersorgungsLeitlinie Unipolare Depression-Kurzfassung, 1. Auflage. DGPPN, ÄZQ, AWMF – Berlin, Düsseldorf 2009. Zugriff am 1.9.2014. Verfügbar unter http://www.bptk.de/uploads/media/20091202_depression_kurz.pdf.

Douglas, K. M. & Porter, R. J. (2010). Recognition of disgusted facial expressions in severe depression. The British Journal of Psychiatry, 197(2), 156–157.

Egan, S. J., Wade, T. D. & Shafran, R. (2011). Perfectionism as a transdiagnostic process: A clinical review. Clinical Psychology Review, 31(2), 203–212.

Eifert, G. (2011). Akzeptanz- und Commitment-Therapie (ACT). Göttingen: Hogrefe.

Ekman, P. & Friesen, W. V. (1971). Constants across cultures in the face and emotion. Journal of Personality and Social Psychology, 17(2), 124–129.

Eshel, N. & Roiser, J. P. (2010). Reward and punishment processing in depression. Biological Psychiatry, 68(2), 118–124.

Fishbein, M., Middlestadt, S. E., Ottati, V., Straus, S. & Ellis, A. (1988). Medical problems among ICSOM musicians: overview of a national Survey. Medical Problems of Performing Artists, 3(1), 1–8.

Fisher, P. L. & Wells, A. (2005). Experimental modification of beliefs in obsessive-compulsive disorder: A test of the metacognitive model. Behaviour Research and Therapy, 43(6), 821–829.

Flavell, J. (1971). First discussant's comments: What is memory development the development of? Human Development, 14(4), 272–278.

Flavell, J. (1976). Metacognitive aspects of problem solving. In L. Resnick (Ed.), The nature of intelligence (pp. 231–236). Hillsdale, NJ: Erlbaum.

Franck, E. & De Raedt, R. (2007). Self-esteem reconsidered: Unstable self-esteem outperforms level of self-esteem as vulnerability marker for depression. Behaviour Research and Therapy, 45(7), 1531–1541.

Furlong, M. & Oei, T. P. S. (2002). Changes to automatic thoughts and dysfunctional attitudes in group CBT for depression. Behavioural and Cognitive Psychotherapy, 30(3), 351–360.

Ganellen, R. J. (1988). Specificity of attributions and overgeneralization in depression and anxiety. Journal of Abnormal Psychology, 97(1), 83–86.

Garber, J. & Hollon, S. D. (1980). Universal versus personal helplessness in depression: Belief in uncontrollability or incompetence? Journal of Abnormal Psychology, 89(1), 56–66.

Garratt, G., Ingram, R. E., Rand, K. L. & Sawalani, G. (2007). Cognitive processes in cognitive therapy: Evaluation of the mechanisms of change in the treatment of depression. Clinical Psychology: Science and Practice, 14(3), 224–239.

Gauggel, S. (2008). Metakognition – Bildgebung. In T. Kircher & S. Gauggel (Hrsg.), Neuropsychologie der Schizophrenie (S. 375–380). Heidelberg: Springer.

Gotlib, I. H. & Joormann, J. (2010). Cognition and depression: Current status and future directions. Annual Review of Clinical Psychology, 6, 285–312.

Gotlib, I. H., Kasch, K. L., Traill, S., Joormann, J., Arnow, B. A. & Johnson, S. L. (2004). Coherence and specificity of information-processing biases in depression and social phobia. Journal of Abnormal Psychology, 113(3), 386–398.

Gotlib, I. H., Krasnoperova, E., Yue, D. N. & Joormann, J. (2004). Attentional biases for negative interpersonal stimuli in clinical depression. Journal of Abnormal Psychology, 113(1), 127–135.

Graham, A. R., Sherry, S. B., Stewart, S. H., Sherry, D. L., McGrath, D. S., Fossum, K. M. & Allen, S. L. (2010). The existential model of perfectionism and depressive symptoms: A short-term, four-wave longitudinal study. Journal of Counseling Psychology, 57(4), 423–438.

Hale, W. W., Jansen, J. H., Bouhuys, A. L. & van den Hoofdakker, R. H. (1998). The judgment of facial expressions by depressed patients, their partners and controls. Journal of Affective Disorders, 47(1-3), 63–70.

Hautzinger, M. (2007). Depressive und bipolar affektive Störungen. In E. Leibing, W. Hiller & K. Sulz (Hrsg.), Lehrbuch der Psychotherapie (4. Aufl., S. 217–229). München: CIP-Medien.

Hautzinger, M. (2013). Kognitive Verhaltenstherapie bei Depressionen (7. Aufl.). Weinheim: Beltz.

Hautzinger, M. & Bailer, M. (1993). Allgemeine Depressions Skala. Göttingen: Beltz Test GmbH.

Hautzinger, M., Joormann, J. & Keller, F. (2005). DAS. Skala dysfunktionaler Einstellungen. Göttingen: Hogrefe.

Hautzinger, M., Luka, U. & Trautmann, R. D. (1985). Skala dysfunktionaler Einstellungen: Eine deutsche Version der Dysfunctional Attitude Scale. Diagnostica, 31, 312–323.

Hoehn-Hyde, D., Schlottmann, R. S. & Rush, A. J. (1982). Perception of social interactions in depressed psychiatric patients. Journal of Consulting and Clinical Psychology, 50(2), 209–212.

Hollon, S. D., Munoz, R. F., Barlow, D. H., Beardslee, W. R., Bell, C. C., Bernal, G. et al. (2002). Psychosocial intervention development for the prevention and treatment of depression: Promoting innovation and increasing access. Biological Psychiatry, 52(6), 610–630.

Howe, M. L. & Malone, C. (2011). Mood-congruent true and false memory: Effects of depression. Memory, 19(2), 192–201.

Jacobson, N. S., Dobson, K. S., Truax, P. A., Addis, M. E., Koerner, K., Gollan, J. K. et al. (1996). A component analysis of cognitive behavioral treatment for depression. Journal of Consulting and Clinical Psychology, 64(2), 295–304.

Jakobsen, J. C., Hansen, J. L., Simonsen, S., Simonsen, E. & Gluud, C. (2012). Effects of cognitive therapy versus interpersonal psychotherapy in patients with major depressive disorder: A systematic review of randomized clinical trials with meta-analyses and trial sequential analyses. Psychologocal Medicine, 42(7), 1343–1357.

Jelinek, L., Hauschildt, M. & Moritz, S. (2014). Metakognitives Training bei Depression (D-MKT): Ein neues integratives Gruppenkonzept zur Behandlung depressiver Störungen. In 2. Eppendorfer Depressionstage des Universitätsklinikums Hamburg-Eppendorf. Hamburg.

Jelinek, L., Otte, C., Arlt, S. & Hauschildt, M. (2013). Denkverzerrungen erkennen und korrigieren: Eine Machbarkeitsstudie zum Metakognitiven Training bei Depression (D-MKT). Zeitschrift für Psychiatrie, Psychologie und Psychotherapie, 61(4), 1–8.

Joormann, J. & Gotlib, I. H. (2006). Is this happiness I see? Biases in the identification of emotional facial expressions in depression and social phobia. Journal of Abnormal Psychology, 115(4), 705–714.

Joormann, J., Teachman, B. & Gotlib, I. H. (2009). Sadder and less accurate? False memory for negative material in depression. Journal of Abnormal Psychology, 118(2), 412–417.

Kenny, D. T., Davis, P. & Oates, J. (2004). Music performance anxiety and occupational stress amongst opera chorus artists and their relationship with state and trait anxiety and perfectionism. Anxiety Disorders, 18, 757–777.

Kessler, R., Petukhova, M., Sampson, N. A., Zaslavsky, A. & Wittchen, H. U. (2012). Twelve-month and lifetime prevalence and lifetime morbid risk of anxiety and mood disorders in the United States. International Journal of Methods in Psychiatric Research, 21(3), 169–184.

Kirsch, I., Deacon, B. J., Huedo-Medina, T. B., Scoboria, A., Moore, T. J. & Johnson, B. T. (2008). Initial severity and antidepressant benefits: a meta-analysis of data submitted to the Food and Drug Administration. PLoS Medicine, 5(2), e45.

Kobelt, A., Schmid-Ott, G., Künsebeck, H. W., Bümmerstede, D. & Lamprecht, F. (1998). Ärztliche und nichtärztliche ambulante psychotherapeutische Versorgung im Raum Hannover: Ein fach-, schulen- und geschlechtsbezogener Vergleich. Nervenarzt, 69(9), 776–781.

Kohn, R., Saxena, S., Levav, I. & Saraceno, B. (2004). The treatment gap in mental health care. Bulletin of the World Health Organization, 82(11), 858–866.

Kwon, S. M. & Oei, T. P. S. (2003). Cognitive change processes in a group cognitive behavior therapy of depression. Journal of Behavior Therapy and Experimental Psychiatry, 34(1), 73–85.

Lara, M. E., Leader, J. & Klein, D. N. (1997). The association between social support and course of depression: Is it confounded with personality? Journal of Abnormal Psychology, 106(3), 478–482.

Leyman, L., De Raedt, R., Vaeyens, R. & Philippaerts, R. M. (2011). Attention for emotional facial expressions in dysphoria: An eye-movement registration study. Cognition & Emotion, 25(1), 111–120.

Lysaker, P. H., Molly Erickson, M. A., Buck, K. D., Procacci, M., Nicolò, G. & Dimaggio, G. (2010). Metacognition in schizophrenia spectrum disorders: Methods of assessment and associations with neurocognition and function. The European Journal of Psychiatry, 24(4), 220–226.

Matt, G. E., Vazquez, C. & Campbell, W. K. (1992). Mood-congruent recall of affectively toned stimuli: A meta-analytic review. Clinical Psychology Review, 12(2), 227–255.

Matthews, G. & Wells, A. (2000). Attention, automaticity, and affective disorder. Behavior Modification, 24(1), 69–93.

McDermott, L. M. & Ebmeier, K. P. (2009). A meta-analysis of depression severity and cognitive function. Journal of Affective Disorders, 119(1-3), 1–8.

Mezulis, A. H., Abramson, L. Y., Hyde, J. S. & Hankin, B. L. (2004). Is there a universal positivity bias in attributions? A meta-analytic review of individual, developmental, and cultural differences in the self-serving attributional bias. Psychological Bulletin, 130(5), 711–747.

Miranda, R., Fontes, M. & Marroquín, B. (2008). Cognitive content-specificity in future expectancies: Role of hopelessness and intolerance of uncertainty in depression and GAD symptoms. Behaviour Research and Therapy, 46(10), 1151–1159.

Moritz, S. (2008). Metakognition – Psychologie. In T. Kircher & S. Gauggel (Hrsg.), Neuropsychologie der Schizophrenie (S. 367–374). Heidelberg: Springer.

Moritz, S. (2013). Metakognitive Therapien. Zeitschrift für Psychiatrie, Psychologie und Psychotherapie, 61(4), 213–215.

Moritz, S., Andreou, C., Schneider, B. C., Wittelkind, C. E., Menon, M., Balzan, R. P., Woodward, T. S. (2014). Sowing the seeds of doubt: A narrative review on metacognitive training in schizophrenia. Clinical Psychology Review, 34(4), 358–366.

Moritz, S., Ferahli, S. & Naber, D. (2004). Memory and attention performance in psychiatric patients: Lack of correspondence between clinician-rated and patient rated functioning with neuropsychological test results. Journal of the International Neuropsychological Society, 10(4), 623–633.

Moritz, S. & Hauschildt, M. (2012). Erfolgreich gegen Zwangsstörungen: Metakognitives Training – Denkfallen erkennen und entschärfen (2. Aufl.). Berlin: Springer.

Moritz, S., Schilling, L., Hauschildt, M., Schröder, J. & Treszl, A. (2012). A randomized controlled trial of internet-based therapy in depression. Behaviour Research and Therapy, 50(7-8), 513–521.

Moritz, S., Veckenstedt, R., Hottenrott, B., Woodward, T. S., Randjbar, S. & Lincoln, T. M. (2010). Different sides of the same coin? Intercorrelations of cognitive biases in schizophrenia. Cognitive Neuropsychiatryeuropsychiatry, 15(4), 406–421.

Moritz, S., Veckenstedt, R., Randjbar, S. & Vitzthum, F. (2011). MKT+: Individualisiertes metakognitives Therapieprogramm für Menschen mit Psychose. Berlin: Springer.

Moritz, S., Vitzthum, F., Randjbar, S., Veckenstedt, R. & Woodward, T. S. (2010). Detecting and defusing cognitive traps: Metacognitive intervention in schizophrenia. Current Opinion in Psychiatry, 23(6), 561–569.

Moritz, S., Vitzthum, F., Randjbar, S., Veckenstedt, R., Woodward, T. S. & Metacognition Study Group. (2013). Metakognitives Training für schizophrene Patienten (MKT) 5.0 (5. Aufl.). Zugriff am 1.9.2014. Verfügbar unter www.uke.de/mct.

Moritz, S., Voigt, K., Arzola, G. M. & Otte, C. (2008). When the half full glass is appraised as half empty and memorized as completely empty: Mood-congruent true and false recognition in depression is modulated by salience. Memory, 16(8), 810–820.

Moritz, S. & Woodward, T. S. (2006). Metacognitive control over false memories: A key determinant of delusional thinking. Current Psychiatry Reports, 8(3), 184–190.

Moritz, S. & Woodward, T. S. (2007). Metacognitive training in schizophrenia: From basic research to knowledge translation and intervention. Current Opinion in Psychiatry, 20(6), 619–625.

Moritz, S., Woodward, T. S., Burlon, M., Braus, D. F. & Andresen, B. (2007). Attributional style in schizophrenia: Evidence for a decreased sense of self-causation in currently paranoid patients. Cognitive Therapy and Research, 31(3), 371–383.

Moussavi, S., Chatterji, S., Verdes, E., Tandon, A., Patel, V. & Ustun, B. (2007). Depression, chronic diseases, and decrements in health: Results from the World Health Surveys. Lancet, 370(9590), 851–858.

Naranjo, C., Kornreich, C., Campanella, S., Noël, X., Vandriette, Y., Gillain, B. et al. (2011). Major depression is associated with impaired processing of emotion in music as well as in facial and vocal stimuli. Journal of Affective Disorders, 128(3), 243–251.

Nunn, J. D., Mathews, A. & Trower, P. (1997). Selective processing of concern-related information in depression. British Journal of Clinical Psychology, 36(4), 489–503.

Orth, U., Robins, R. W., Trzesniewski, K. H., Maes, J. & Schmitt, M. (2009). Low self-esteem is a risk factor for depressive symptoms from young adulthood to old age. Journal of Abnormal Psychology, 118(3), 472–478.

Peterson, C. & Seligman, M. E. (1984). Causal explanations as a risk factor for depression: Theory and evidence. Psychological Review, 91(3), 347–374.

Potreck-Rose, F. (2006). Von der Freude den Selbstwert zu stärken. Stuttgart: Klett-Cotta.

Potreck-Rose, F. & Jacob, G. (2003). Selbstzuwendung, Selbstakzeptanz, Selbstvertrauen. Psychotherapeutische Interventionen zum

Aufbau von Selbstwertgefühl. (3. Aufl.). Stuttgart: Klett-Cotta.

Quilty, L. C., McBride, C. & Bagby, R. M. (2008). Evidence for the cognitive mediational model of cognitive behavioural therapy for depression. Psychological Medicine, 38(11), 1531–1541.

Randjbar, S., Veckenstedt, R., Vitzthum, F., Hottenrott, B. & Moritz, S. (2011). Attributional biases in paranoid schizophrenia: Further evidence for a decreased sense of self-causation in paranoia. Psychosis, 3(1), 74–85.

Rood, L., Roelofs, J., Bögels, S. M., Nolen-Hoeksema, S. & Schouten, E. (2009). The influence of emotion-focused rumination and distraction on depressive symptoms in non-clinical youth: A meta-analytic review. Clinical Psychology Review, 29(7), 607–616.

Rosenberg, M. (1965). Society and the adolescent self-image. Princeton, NJ: Princeton University Press. Zugriff am 1.9.2014. Verfügbar unter http://garfield.library.upenn.edu/classics1989/A1989T475800001.pdf.

Roth, M., Decker, O., Herzberg, P. Y. & Brähler, E. (2008). Dimensionality and norms of the Rosenberg Self-Esteem Scale in a German general population sample. European Journal of Psychological Assessment, 24(3), 190–197.

Schaub, A., Roth, E. & Goldmann, U. (2006). Kognitiv-psychoedukative Therapie zur Bewältigung von Depressionen. Ein Therpiemanual. Göttingen: Hogrefe.

Scher, C. D., Ingram, R. E. & Segal, Z. V. (2005). Cognitive reactivity and vulnerability: Empirical evaluation of construct activation and cognitive diatheses in unipolar depression. Clinical Psychology Review, 25(4), 487–510.

Schilling, L., Köther, U., Nagel, M., Agorastos, A. & Moritz, S. (2013). Kognitive Verzerrungen bei Patienten mit einer Borderline-Persönlichkeitsstörung und deren Behandlung durch das »Metakognitive Training – Borderline«. Zeitschrift für Psychiatrie, Psychologie und Psychotherapie, 61(4), 239–246.

Segal, Z., Williams, J. & Teasdale, J. D. (2008). Die Achtsamkeitsbasierte Kognitive Therapie der Depression: Ein neuer Ansatz zur Rückfallprävention. Tübingen: Dgvt.

Seidel, E. M., Habel, U., Finkelmeyer, A., Schneider, F., Gur, R. C. & Derntl, B. (2010). Implicit and explicit behavioral tendencies in male and female depression. Psychiatry Research, 177(1-2), 124–130.

Semerari, A., Cucchi, M., Dimaggio, G., Cavadini, D., Carcione, A., Battelli, V. et al. (2012). The development of the Metacognition Assessment interview: instrument description, factor structure and reliability in a non-clinical sample. Psychiatry Research, 200(2-3), 890–845.

Stavemann, H. H. (Hrsg.). (2014). KVT-Praxis: Strategien und Leitfäden für die Kognitive Verhaltenstherapie (3. Aufl.). Weinheim: Beltz.

Stavemann, H. H. (2015). Sokratische Gesprächsführung in Therapie und Beratung (3. Aufl.). Weinheim: Beltz.

Strunk, D. R. & Adler, A. D. (2009). Cognitive biases in three prediction tasks: A test of the cognitive model of depression. Behaviour Research and Therapy, 47(1), 34–40.

Strunk, D. R., Lopez, H. & DeRubeis, R. J. (2006). Depressive symptoms are associated with unrealistic negative predictions of future life events. Behaviour Research and Therapy, 44(6), 861–882.

Sweeney, P. D., Anderson, K. & Bailey, S. (1986). Attributional style in depression: A meta-analytic review. Journal of Personality and Social Psychology, 50(5), 974–991.

ten Doesschate, M. C., Koeter, M. W., Bockting, C. L. & Schene, A. H. (2010). Health related quality of life in recurrent depression: A comparison with a general population sample. Journal of Affective Disorders, 120(1–3), 126–132.

Torres-González, F. (2009). The gap in treatment of serious mental disorder in the community: A public health problem. Mental Health in Family Medicine, 6(2), 71–74. Zugriff am 1.9.2014. Verfügbar unter http://www.ncbi.nlm.nih.gov/pmc/articles/PMC2777603/.

Treynor, W., Gonzalez, R. & Nolen-Hoeksema, S. (2003). Rumination reconsidered: A psychometric analysis. Cognitive Therapy and Research, 27(3), 247–259.

Van der Does, W. (2005). Thought suppression and cognitive vulnerability to depression. British Journal of Clinical Psychology, 44(1), 1–14.

Van Fenema, E., Julsing, J. E., Carlier, I. V, van Noorden, M. S., Giltay, E. J., van Wee, N. J. & Zitman, F. G. (2013). Musicians seeking psychiatric help: a preliminary study of psychiatric characteristics. Medical Problems of Performing Artists, 28(1), 9–18.

Watkins, E., Baeyens, C. B. & Read, R. (2009). Concreteness training reduces dysphoria: Proof-of-principle for repeated cognitive bias modification in depression. Journal of Abnormal Psychology, 118(1), 55–64.

Watkins, E., Moulds, M. & Mackintosh, B. (2005). Comparisons between rumination and worry in a non-clinical population. Behaviour Research and Therapy, 43(12), 1577–1585.

Weber, F. & Exner, C. (2013). Die metakognitive Therapie nach Wells – theoretischer Hintergrund, Behandlungskomponenten und Evidenz. Zeitschrift für Psychiatrie, Psychologie und Psychotherapie, 61(4), 217–230.

Wells, A. (2011). Metakognitive Therapie bei Angststörungen und Depression. Weinheim: Beltz.

Wells, A. & Cartwright-Hatton, S. (2004). A short form of the metacognitions questionnaire: Properties of the MCQ-30. Behaviour Research and Therapy, 42(4), 385–396.

Weltgesundheitsorganisation (WHO) (2000). Internationale Klassifikation psychischer Störungen: ICD-10, Kapitel V (F); klinisch-diagnostische Leitlinien. (H. Dilling, W. Mombour & M. H. Schmidt, Hrsg.) (4. Aufl.). Bern: Huber.

Wilken, B. (2012). Methoden der Kognitiven Umstrukturierung – Ein Leitfaden für die psychotherapeutische Praxis (6. Aufl.). Stuttgart: Kohlhammer.

Wittchen, H. U., Jacobi, F., Rehm, J., Gustavsson, A., Svensson, M., Jönsson, B. et al. (2011). The size and burden of mental disorders and other disorders of the brain in Europe 2010. European Neuropsychopharmacology, 21(9), 655–679.

Yoon, K. L., Joormann, J. & Gotlib, I. H. (2009). Judging the intensity of facial expressions of emotion: Depression-related biases in the processing of positive affect. Journal of Abnormal Psychology, 118(1), 223–228.

Hinweise zum Trainingsmaterial

Sie können zusätzlich die komplette Präsentation (alle im Buch erwähnten Folien) zur Durchführung des Trainings sowie Teilnehmerinformationsblatt, Gruppenregeln und alle Nachbereitungsbögen über unsere Internetseite (http://www.beltz.de) herunterladen und ausdrucken. Sie kommen zu den Materialien, indem Sie auf die Seite des Titels gehen, den Link zu den Materialien anklicken und dann folgendes Passwort eingeben:

yAY8pvTM (Groß- und Kleinschreibung beachten)

Dann können Sie die gewünschten Arbeitsmaterialien öffnen und die pdf-Dateien über die Druckfunktion des Browsers ausdrucken. Wenn Sie die Seite schließen, kommen Sie zurück zur Inhaltsübersicht. Da die Online-Materialien nur so lange zur Verfügung stehen, wie das Buch lieferbar ist, empfehlen wir Ihnen, sich die gesamten Materialien herunterzuladen und auf dem eigenen Rechner zu speichern.

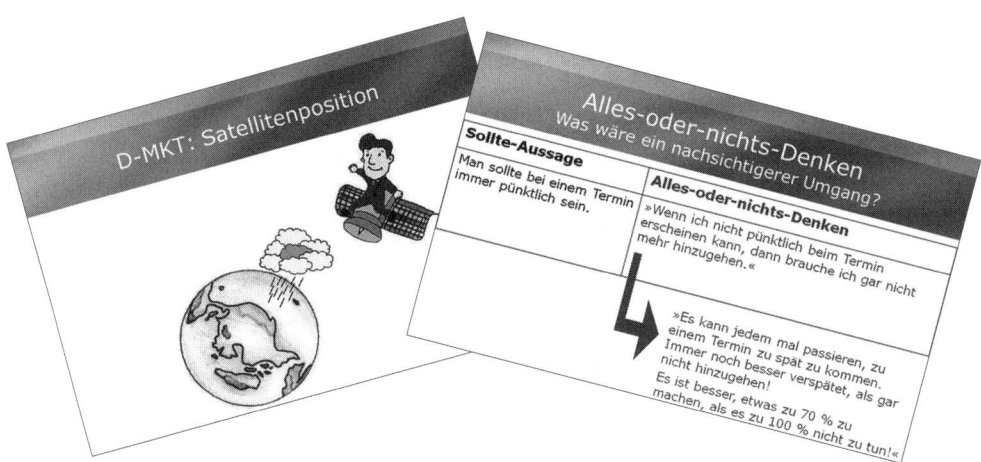

Bildnachweis

Kapitel 3

Abb. 3.5–3.6, 3.10–3.11 © Photos.com™ by Getty Images
Abb. 3.12–3.13 © Andreas Weißgerber, Helmut Schack, Bernd Hampel
Abb. 3.15–3.16, 3.18–3.19, 3.21–3.22, 3.26, 3.28–3.32 © Photos.com™ by Getty Images
Abb. 3.34 © Benny–Kristin Fischer
Abb. 3.35, 3.37–3.41, 3.43–3.45 © Photos.com™ by Getty Images
Abb. 3.46 E. Degas »Die Fußpflege« © akg–images / Erich Lessing
Abb. 3.47, 3.51 © Photos.com™ by Getty Images
Abb. 3.52 © veer/2581 620 und © veer/4 127 299
Abb. 3.53–3.55 © Photos.com™ by Getty Images

Teilnehmerinformationsblatt

Abb. 1: © Photos.com™ by Getty Images

Trainingsmaterial

Modul 1:
 Folien 4, 8–32 © Photos.com™ by Getty Images

Modul 2:
 Folien 4–7 © Photos.com™ by Getty Images
 Folien 22+24 Uccello »Der heilige Georg« © The National Gallery London / akg
 Folien 29–30, 34–45 © Photos.com™ by Getty Images
 Folien 51–53 Andreas Weißgerber, Helmut Schack, Bernd Hampel
 Folien 58–61 © Photos.com™ by Getty Images

Modul 3:
 Folien 4, 8–10, 19–29, 38–61, 64–68 © Photos.com™ by Getty Images

Modul 4:
 Folien 4–15 © Photos.com™ by Getty Images
 Folien 16–23 © Clemens Burkert
 Folien 31, 36–37, 39–43, 45 © Photos.com™ by Getty Images

Modul 5:
    Folien 4, 8–21, 25–26 © Photos.com™ by Getty Images
    Folien 34–40 © Benny–Kristin Fischer
    Folien 41–47, 52–61, 68–70 © Photos.com™ by Getty Images

Modul 6:
    Folien 4–37, 44–51 © Photos.com™ by Getty Images

Modul 7:
    Folien 4, 13–27 © Photos.com™ by Getty Images
    Folien 30–31 C. D. Friedrich »Zwei Männer in Betrachtung des Mondes« © akg–images / Erich Lessing
    Folien 32–33 Velasquez »Der Wasserverkäufer von Sevilla!« © akg–images
    Folien 34–35 E. Degas »Die Fußpflege« © akg–images / Erich Lessing
    Folien 36–38 Spitzweg »Ein Besuch« © akg –images
    Folien 38–49 © Photos.com™ by Getty Images

Modul 8:
    Folie 4 © Photos.com™ by Getty Images
    Folien 5–6 © Francesca Bohn
    Folien 17–18 © Photos.com™ by Getty Images
    Folien 19–21 © veer/2581 620 und © veer/4127 299
    Folien 23–30, 34–39 © Photos.com™ by Getty Images
    Folien 40–47 © veer/2581 620 und © veer/4127 299
    Folien 48–52 © Photos.com™ by Getty Images

Sachwortverzeichnis

A
Ablehnung positiver Rückmeldung 51, 55, 92, 96
Abschlussrunde 32, 37, 49
Abwehr des Positiven 15f., 19, 22, 51, 55, 57, 92, 94
Achtsamkeit s. Bewertungsfreies Wahrnehmen
Achtsamkeitsbasierte Kognitive Therapie 12, 73
Aktivitätsaufbau 23, 76, 94f.
Alles-oder-nichts-Denken 15f., 19, 22, 51, 53, 59, 92, 94
Alzheimer s. Demenz
Annahme negativer Rückmeldung 16, 55, 92
Ansprüche, überhöhte 51ff., 57, 91, 95
Antidepressiva s. Pharmakotherapie
Atemübung 73
Atmosphäre 28
Attributionsstil
– depressiver 17, 19, 23, 64, 66, 68, 71, 92
Ausgewogene Ursachenzuschreibung 64, 67, 92

B
Behandlungssetting 26
Bewertungsfreies Wahrnehmen 73
Bewusste Übertreibung 40f., 43, 97
Bohnenübung 63, 91

D
Demenz 22, 47, 93
Denken über das Denken 14, 20, 36 s. Metakognition
Denkfehler 14f., 35
Denkverzerrungen 7, 14ff., 18, 21f., 30, 32, 35, 90, 93f.
Depressiogene Denkmuster 21, 30, 35f.

Depressiogene Grundüberzeugungen s. Denkverzerrungen
Depression 47
– Behandlungsempfehlung 12
– Symptome 11
– Teufelskreis der 75, 95

E
Einzeltherapie 7, 27, 90
Emotionale Beweisführung 15, 17, 19, 88, 93
Emotionen s. Gefühle
– Emotionsidentifikation 84, 96
– Grundgefühle 85, 96
– Identifikation 18
– Psychoedukation 89, 97
Evaluation 24

F
False-Memory-Effekt 43, 45, 50
Fehlerinnerungen 18, 22, 30, 45, 48f., 95
Folien
– Präsentation 21, 28, 99
– Überspringen 37
Fragebögen 97
Fragen, Umgang mit 32, 42, 44, 50, 56, 63, 70, 77, 83, 88
Freude-Tagebuch 49, 57, 62, 95

G
Gedächtnis
– -defizite/-probleme 18, 22, 34, 43f., 46f., 93, 95
– Strategien zur Verbesserung 47, 50, 94f.
Gedächtnispräferenz s. Stimmungskongruentes Erinnern
Gedanken
– -unterdrückung 19, 21, 23, 71, 73
– automatische 21, 91
Gefühle 7, 19, 23, 84 s. Emotionen

Geistiger Filter 15f., 19, 38ff., 42, 91
Grübeln 19, 23, 71f., 76f., 96, 98
– Grübelbuch 72
– Grübeltermin 72
– Stoppen von 72
Gruppenregeln 29f., 35

H
Hausaufgaben 32, 38 s. Nachbereitungsbögen

I
Indikation 7, 26, 90

K
Kognitive Verhaltenstherapie (KVT) 12, 14, 19, 85
– Therapiephasen 94
Kognitives Modell 14, 95
Konzentrationsdefizite/-probleme 18, 22, 34, 44, 46, 49, 93, 95
Kosten-Nutzen-Analyse 22, 52, 57, 91, 95

L
Leitlinien der Deutschen Gesellschaft für Psychiatrie, Psychotherapie und Nervenheilkunde (DGPPN) 12, 26
Lob annehmen 16, 22, 51, 55, 59, 67, 92, 96

M
Metakognitionsfragebogen (MKF-30) 24, 98
Metakognition 7, 19, 29, 34, 36, 41, 45
Metakognitive Therapie (Wells) 12, 21
Metakognitives Training bei schizophrenen Patienten (MKT) 13, 20
Mindfulness-based cognitive therapy for depression (MBCT) s.

Achtsamkeitsbasierte Kognitive Therapie
Module
– geordnet nach Denkverzerrungen 91
– Übersicht 19, 22
Motivation, Aufbau von 21, 23, 26, 76

N
Nachbereitungsbögen 26, 31–32, 34, 42, 50, 57, 63, 71, 75, 77, 83, 89ff., 99
Negative Gedanken anderer lesen 93

P
Perfektionismus/perfektionistischer Denkstil 17, 19, 22, 57, 60f.
Perspektivwechsel/-übernahme 22, 40f., 43, 55, 68, 97
Pharmakotherapie 11f., 26
Pilotstudie 25
Prävalenz 11

R
Ressourcenaktivierung 22, 40, 60, 95f.
Rezidivprophylaxe 26
Rosenberg-Self-Esteem-Skala (RSE) 24, 99

Rumination s. Grübeln
Ruminative Responses Scale (RRS) 24, 98

S
Selbstwert 7, 17, 19, 22, 57, 67, 94, 96
Selbstwertdienliche Verzerrungen 14
Selektive Aufmerksamkeit 46f.
Sich-Sorgen 47, 76f.
Sitzungen
– Ablauf 7, 34
– Dauer 27
– Eröffnung 34
– Häufigkeit 27
– Tempo 28
Skala dysfunktionaler Einstellungen (DAS) 24, 97
Sollte-Aussagen 22, 51, 53, 56f., 62, 91, 94
Soziale Kompetenz 94
Sozialer Rückzug 19, 71, 77, 95
Stimmungskongruentes Erinnern 22, 48 s. Gedächtnispräferenz
Suizidalität 27
Symbole 33

T
Teilnehmer
– -anzahl 27
– eigene Beispiele 21, 29, 33

– neue 26, 34, 36
Teilnehmerinformationsblatt 29, 34, 95
Therapeutenrolle 28, 99

U
Über- und Untertreibung 15, 17, 19, 64f., 71, 92
Übertriebene Verallgemeinerung 15f., 19, 38, 40ff., 63, 91

V
Vergleiche, unfaire 23, 57, 60, 62, 96
Verhaltensexperiment 73, 96
Voreiliges Schlussfolgern 15f., 19, 23, 78, 80f., 83f., 93
Vorgabezeitpunkt 26

W
Wunschaussagen 15, 17

Z
Zeitmangel 33
Zukunft voraussagen 93
Zusammenhang zwischen Gedanken und Gefühlen 30, 39, 95
Zuschreibungsstil, -depressiver s. Attributionsstil, depressiver

Kognitive Verhaltenstherapie weitergedacht – der neue Ansatz

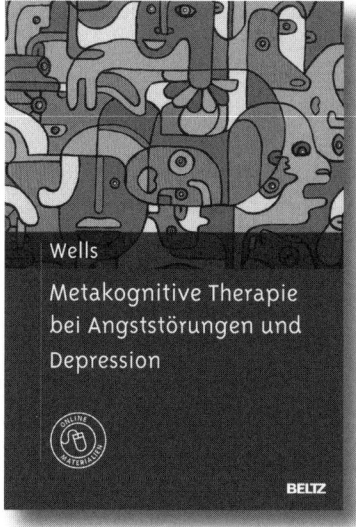

Adrian Wells
Metakognitive Therapie bei Angststörungen und Depression
Mit Online-Materialien
2011. 328 Seiten. Gebunden
ISBN 978-3-621-27798-3

Dieses erste deutschsprachige Buch zur »Metakognitiven Therapie« stellt den neuen Ansatz und seine Techniken vor. Wells zeigt, dass emotionaler Stress weniger durch die Inhalte von Gedanken entsteht als vielmehr durch die Art und Weise, wie Menschen auf negative Gedanken und Glaubenssätze reagieren, z.B. durch Grübeln oder Sich-Sorgen.

Das Ziel der metakognitiven Therapie ist daher, mehr Abstand zu den eigenen gedanklichen Prozessen einzunehmen. Dargestellt werden theoretische Grundlagen und Anwendung des Verfahrens bei den häufigsten psychischen Störungen: Ängsten (Generalisierte Angststörung, PTSD, Zwangsstörungen) und Depression.

Mit Behandlungsplänen und Diagnoseinstrumenten.

Verlagsgruppe Beltz • Postfach 100154 • 69441 Weinheim • www.beltz.de

Das Standardwerk zur Depressionsbehandlung

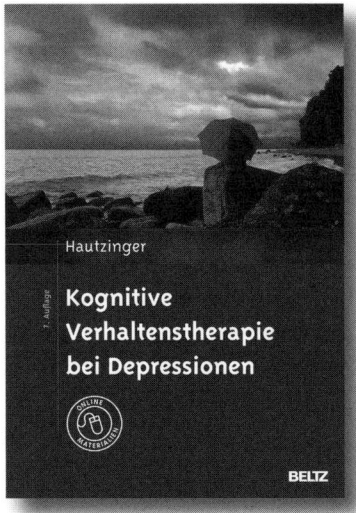

Martin Hautzinger beschreibt gut nachvollziehbar sein Behandlungskonzept und gibt Antworten auf zentrale Fragen:
- ▶ Wie baut man eine Beziehung zu einem depressiven Patienten auf?
- ▶ Wie bringt man ihn dazu, positive Aktivitäten aufzunehmen?
- ▶ Was tun bei Krisen und Rückschlägen?
- ▶ Wie lassen sich Gedanken depressiver Patienten verändern?
- ▶ Wie lassen sich soziale Fertigkeiten verbessern?
- ▶ Was stabilisiert den Therapieerfolg?

Die 7. Auflage erweitert das bewährte Konzept um aktuelle Ansätze der Depressionsbehandlung wie Achtsamkeit, CBASP und Emotionsfokussierung. Alle Arbeitsmaterialien stehen online zur Verfügung.

Hautzinger
Kognitive Verhaltenstherapie bei Depressionen
Mit Online-Materialien
7., vollst. überarb. und erw. Auflage
2013. 272 Seiten. Gebunden
ISBN 978-3-621-28075-4

Dieses Buch ist auch als E-Book erhältlich.
ISBN 978-3-621-28115-7

Verlagsgruppe Beltz • Postfach 100154 • 69441 Weinheim • www.beltz.de

Wie Jugendliche den Weg aus der Depression finden

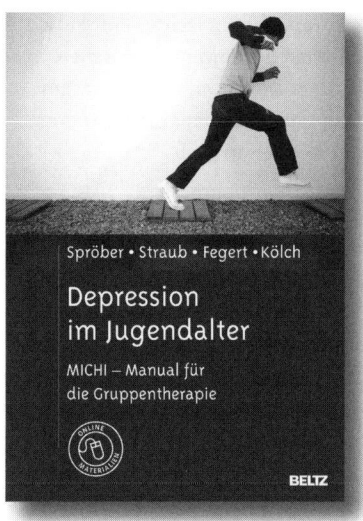

Nina Spröber • Joana Straub •
Jörg M. Fegert • Michael Kölch
Depression im Jugendalter
MICHI - Manual für die
Gruppentherapie
Mit Online-Materialien
2012. 192 Seiten. Gebunden.
ISBN 978-3-621-27956-7

Dieses Buch ist auch als E-Book
erhältlich.
ISBN 978-3-621-27969-7

An Depressionen können bereits Kinder und Jugendliche leiden. Die Gefahr, dass die Störung einen chronischen Verlauf nimmt, ist bei diesem frühen Auftreten besonders groß.

Die Hilfe zur Selbsthilfe spielt bei der Behandlung von depressiven Jugendlichen eine wichtige Rolle. In diesem Manual erläutern die Autoren Schritt für Schritt, wie die jugendlichen Klienten ihre ganz individuellen Strategien gegen die Traurigkeit, Antriebslosigkeit und die negativen Gedanken entwickeln können. In der Gruppentherapie lernen sie, ihre Stärken zu entdecken, aktiv zu bleiben und sich Unterstützung zu holen, wenn sie alleine nicht weiterkommen.

Inklusive Traineranleitung im Buch und Handouts für die Teilnehmer zum Downloaden.

Verlagsgruppe Beltz • Postfach 100154 • 69441 Weinheim • www.beltz.de

Der Klassiker der Gruppengestaltung – jetzt in 8. Auflage!

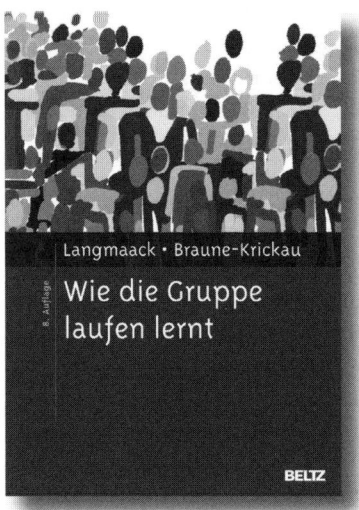

Barbara Langmaack •
Michael Braune-Krickau
Wie die Gruppe laufen lernt
Anregungen zum Planen
und Leiten von Gruppen
Ein praktisches Lehrbuch
8. Auflage 2010
XII, 246 Seiten. Gebunden.
ISBN 978-3-621-27679-5

»Wie die Gruppe laufen lernt«: eine Fülle von praktischen und organisatorischen Hinweisen darauf, wie man Veranstaltungen, die auf Kleingruppenarbeit basieren, vorbereitet und leitet.

Die Teilnehmer eines Workshops durchlaufen einen komplexen Prozess mit vielen Wechselwirkungen. Die Autoren wissen aus langjähriger Erfahrung, wie man diesen Prozess plant und gestaltet und welche Klippen man dabei zu umschiffen hat. Sie vermitteln auf der Grundlage der themenzentrierten Interaktion
- die Gestaltung der Gespräche mit dem Auftraggeber,
- die Vorbereitung,
- die eigentliche Leitung sowie
- die Beendigung von Lern- und Arbeitsgruppen.

Ein Klassiker für Trainer, Ausbildungsverantwortliche, Train-the-Trainer-Leiter und alle, die Gruppen in der Erwachsenenbildung anbieten.

Verlagsgruppe Beltz • Postfach 100154 • 69441 Weinheim • www.beltz.de

Das erfolgreiche Praxishandbuch – aktualisiert und erweitert

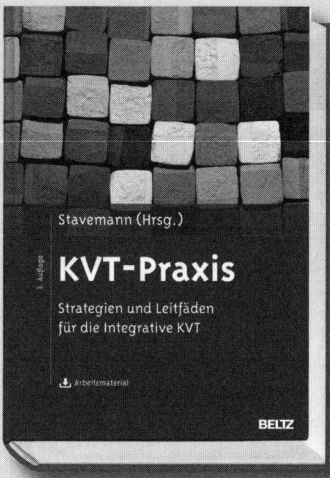

Die Kognitive Verhaltenstherapie wurde im letzten Jahrzehnt durch Verfahren der »dritten Welle« befruchtet. Die »Integrative KVT« umfasst den State of the Art kognitiv-verhaltenstherapeutischer Behandlungs- und Interventionsstrategien.

Das »Anwenderbuch« zur Integrativen KVT ist arbeitsplatz- und nicht symptomspezifisch gegliedert. Es beschreibt für die ambulante Psychotherapie wie für besondere Settings und Klienten pragmatische Strategien und Anwendungsbeispiele. Die Kapitel folgen einem einheitlichen Aufbau, vermitteln therapeutisches Vorgehen und Strategien, Leitfäden und Arbeitsmaterialien. Der Fokus liegt zudem auf dem Umgang mit phasentypischen Problemen und Widerständen.

Stavemann (Hrsg.)
KVT-Praxis
Strategien und Leitfäden
für die Integrative KVT

Mit Arbeitsmaterial zum Download
3. vollst. überarb. Auflage 2014
706 Seiten. Gebunden
ISBN 978-3-621-28152-2

Dieses Buch ist auch als E-Book erhältlich.
ISBN 978-3-621-28214-7

Neu in der 3. Auflage
- Problemorientierte Kognitive Psychodiagnostik
- KVT in neuropsychologischen Rehabilitationskliniken
- Ambulante KVT bei Schizophrenie und anderen psychotischen Störungen

Alle Arbeitsmaterialien stehen online zum Download zur Verfügung.

Verlagsgruppe Beltz • Postfach 100154 • 69441 Weinheim • www.beltz.de

Die Verhaltenstherapie geht neue Wege

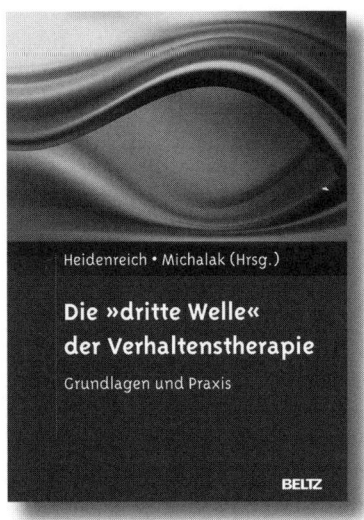

ACT, DBT, MBCT und viele andere: Die modernen verhaltenstherapeutischen Ansätze werden häufig unter dem Schlagwort »dritte Welle« zusammengefasst. Gemeinsam ist diesen Ansätzen, dass sie Prinzipen integrieren, die nicht dem Repertoire der klassischen Verhaltenstherapie angehören, wie beispielsweise Achtsamkeit, Akzeptanz oder die Arbeit mit ungünstigen Beziehungsmustern.

Thomas Heidenreich und Johannes Michalak stellen erstmals alle neuen Ansätze in einem einführenden »Lehrbuch für die Praxis« zusammen. Die Verfahren werden nach einem einheitlichen Schema vorgestellt, hier wird vor allem ein Augenmerk auf die Entwicklung, den empirischen Stand sowie die Anwendung des jeweiligen Ansatzes gelegt. Eine kritische Diskussion des Konstrukts »dritte Welle« sowie die Betrachtung transdiagnostischer Aspekte ergänzen die verfahrensspezifischen Ausführungen.

Thomas Heidenreich ·
Johannes Michalak (Hrsg.)
**Die »dritte Welle«
der Verhaltenstherapie**
Grundlagen und Praxis
2013. 304 Seiten. Gebunden
ISBN 978-3-621-28037-2

Dieses Buch ist auch als E-Book erhältlich.
ISBN 978-3-621-28116-4

Aus dem Inhalt:
Akzeptanz- und Commitmenttherapie (ACT) • Behavioral Activation • CBASP • Compassion-focused Therapy • DBT • Achtsamkeitsbasierte Kognitive Therapie (MBCT) • Achtsamkeitsbasierte Rückfallprävention (MBRP) • Achtsamkeitsbasierte Stressreduktion (MBSR) • Metakognitive Therapie • Schematherapie • Training emotionaler Kompetenzen • Well-Being Therapy

Verlagsgruppe Beltz • Postfach 100154 • 69441 Weinheim • www.beltz.de